Annette Beckers

Gesund und lecker kochen, backen und essen ohne Kuhmilch und Weizen

Annette Beckers

ist ausgebildete Kunst- und Hauswirtschaftslehrerin und Heilpraktikerin und beschäftigt sich seit über 25 Jahren beruflich und privat mit gesunder Ernährung und Vollwertkost.
Für sie wurde das Thema Allergie akut, als bei ihrem heute 15jährigen Sohn im Kleinkindalter eine schwere Allergie gegen Weizen, Kuhmilch, Ei, Kartoffeln, Zucker und verschiedene Nahrungsmittelzusatzstoffe festgestellt wurde.
Auf ihrer Suche nach einer ganzheitlichen Therapie machte sie erste Erfahrungen mit der Homöopathie und der Bioresonanztherapie, absolvierte schließlich eine Ausbildung als Heilpraktikerin und setzt sich seither intensiv mit der Behandlung von Allergien und anderen chronischen Erkrankungen mit Homöopathie und anderen Naturheilverfahren auseinander.
Durch konsequente Umstellung der Ernährung auf allergenarme biologische Vollwert-Kost, vollständigen Verzicht auf weißen Zucker und Behandlung mit **Homöopathie, Biochemie Nach D. Schüssler** und **Bioresonanztherapie** gelang es, dass ihrem Sohn heute seine Lieblingsgerichte (Pizza und Milchreis) ohne Reue schmecken und er von seinen Allergien befreit ist.

In dem vorliegenden Buch finden Sie ihre gesammelten, erprobten und leckeren Rezepte ohne Weizen, Kuhmilchprodukte und ohne weißen Zucker.

Wichtiger Hinweis:

Dieses Buch enthält Hinweise zur Diagnose von Nahrungsmittelallergien und der Candida - Mykose sowie Empfehlungen und Rezepte zur allergenarmen und pilzfeindlichen Ernährung.
Jeder Leser ist aufgefordert, bei Verdacht auf eine Nahrungsmittelallergie oder einen Befall des Darmes mit Pilzen, einen in diesen Bereichen kompetenten Therapeuten aufzusuchen und in Absprache mit ihm und letztlich in eigener Verantwortung zu entscheiden, ob und welche in diesem Buch empfohlenen Gerichte seiner Gesundheit förderlich sind.

Gesund und lecker kochen, backen und essen ohne Kuhmilch und Weizen

Annette Beckers

Erprobte Rezepte für jeden Anlass: für Berufstätige, Familien mit Kindern, Gäste und Feste und für den Vorrat

Bibliografische Information der Deutschen Nationalbibliothek
Die Deutsche Nationalbibliothek verzeichnet diese Publikation in der Deutschen Nationalbibliografie; detaillierte bibliografische Daten sind im Internet über dnb.d-nb.de abrufbar.

Impressum:

Herstellung und Verlag: Books on Demand GmbH, Norderstedt
Umschlagfoto: © Monkey, Business - Folia.com

ISBN 9-7838-3709-5111

Danke

meinem Mann Norbert, der mir seit über 20 Jahren ein geduldiger und hilfreicher Weggefährte ist.

meinen Eltern, die mir ein großes Vorbild waren und mich gelassen und ohne Beschränkungen meinen Weg finden ließen.

meinen beiden wunderbaren Söhnen Simon und David, die mich viel gelehrt, kompromisslos und unnachgiebig gefordert und damit gefördert und maßgeblich dazu beigetragen haben, dass ich heute dort bin, wo ich bin.

meiner Schwester Ulla und ihrem Mann Dieter, die an mich geglaubt und einen großen Beitrag dazu geleistet haben, dass dieses Buch an die Öffentlichkeit kam.

meinen Freundinnen für ihre guten Ideen aber auch für ihre Kritik und ihre Bedenken, die bei mir dazu führten, dass ich dachte: „JETZT ERST RECHT!“

meinen Patienten, deren Ängste und Nöte mich dieses Buch schreiben ließen.

Und zu guter Letzt gebührt mein Dank meiner geschätzten Kollegin Frau Dr. Angelika Buff, die mich in ihrer Praxis in die segensreiche Therapie mit dem Bioresonanzgerät eingeführt hat, mich über ihre Schulter schauen und an ihren Erfahrungen teilhaben ließ.

Die Nahrung
soll deine Medizin sein
und nicht die Medizin
deine Nahrung.

Hippokrates von Kós

Inhaltsverzeichnis

Einleitung

Immer wieder habe ich in meiner Praxis mit großen und kleinen Patienten zu tun, die allergisch auf verschiedene Nahrungsmittel und Nahrungsmittelzusatzstoffe reagieren. Weizen und Kuhmilch und daraus hergestellte Produkte, Eier und weißer Zucker stehen nach meiner Beobachtung an erster Stelle.
Diese allergischen Reaktionen äußern sich auf vielfältige Art und Weise. Sehr häufig laufen sie versteckt oder „maskiert" ab.
Die Patienten leiden unter den verschiedensten Symptomen und ahnen nicht, dass diese gängigen Nahrungsmittel, die sie oft, vielleicht sogar täglich zu sich nehmen, daran die Schuld tragen.

Gerade **psychische Symptome** werden oft durch eine Nahrungsmittelallergie ausgelöst. Diese können sein:

- Aggressivität
- Nervosität und Reizbarkeit
- Innere Unruhe
- Überaktivität (auch bei Kindern – ADHS)
- Konzentrationsschwäche
- Schlechtes Gedächtnis
- Benommenheit oder Unfähigkeit zu klarem Denken
- Verwirrtheit
- Apathie
- Antriebslosigkeit
- Wortfindungsstörungen
- Angst- und Panikzustände

- Depressionen
- Appetitstörungen mit Esssucht oder Bulimie

Mit der Nahrungsmittelallergie verbunden sind außerdem eine Reihe von Befindlichkeitsstörungen, die von der konventionellen Medizin nicht selten als „vegetative Dystonie“ eingestuft werden, was eigentlich bedeutet: „Wir wissen auch nicht so genau, was Ihnen fehlt.“

Solche **Allgemeinbeschwerden** können sein:

- Chronische Müdigkeit
- Leistungsschwäche
- Gelegentliche Schwellungen (Ödeme) im Gesicht, an den Lidern, den Händen und Fußknöcheln
- Schwitzen auch ohne körperliche Anstrengung, oft nachts
- Schwindel
- Starke Gewichtsschwankungen im Laufe der Jahre
- Erhöhter Cholesterinspiegel

Meistens sind die psychischen und allgemeinen Symptome, falls eine Nahrungsmittelallergie zugrunde liegt, mit dem einen oder anderen **körperlichen Symptom** gekoppelt:

- Ständig verstopfte oder wässrig laufende Nase, Niesanfälle, chronische Nasennebenhöhlenentzündung, Ohrgeräusche, verschwommenes Sehen

- Juckreiz, Neurodermitis, Nesselsucht, Schuppenflechte
- Chronische Kopfschmerzen, Migräne
- Aphten (Geschwüre) im Mund, Magen- und Zwölffingerdarmgeschwüre, Blähungen, Übelkeit, Erbrechen, Koliken, chronische Verstopfung und Durchfälle, Afterekzem, Colitis ulcerosa, Zöliakie, möglicherweise auch Morbus Crohn.
- Niedriger oder zu hoher Blutdruck, zu langsamer aber besonders zu rascher Puls, vor allem nach dem Essen, Herzjagen, Ohnmachtsanfälle
- Chronischer Reizhusten, Asthma, spastische Bronchitis, häufige Mandelentzündungen, vergrößerte Rachenmandeln
- Muskelschmerzen, rheumatische Gelenkschmerzen, geschwollene Gelenke
- Häufiges Wasserlassen, Reizblase, Einnässen, chronische Harnwegsinfektionen

Für eine Nahrungsmittelallergie spricht auch, wenn:

- Sie sich am besten fühlen, wenn Sie gar nichts essen.
- Sie besonders „heiß" auf bestimmte Nahrungs- und Genussmittel, auf Brot, Milchprodukte, saure Äpfel, Bananen, Kaffee, Schokolade oder alkoholische Getränke sind. Ein Suchtmechanismus ist nämlich häufig mit einer Nahrungsmittelallergie kombiniert. Alkohol- und

Drogensucht werden darum auch von angloamerikanischen Allergieforschern als eine besondere Form der Allergie aufgefasst.

Eine **Besiedlung des Darmes mit Pilzen** – fast immer handelt es sich um den Hefepilz CANDIDA ALBICANS – ist im Rahmen des Themas *Nahrungsmittelallergie* ein wichtiger und immer zu berücksichtigender Faktor. Sehr häufig geht die **Darm-Mykose** mit der Nahrungsmittelallergie „Hand in Hand“ und spielt für die Ausprägung der Symptome eine wichtige Rolle.
Alle Pilze brauchen zum Existieren eine organische Kohlenstoffquelle. Die wichtigste und am leichtesten zugängliche Quelle sind *alle einfachen Zuckerarten* wie *Traubenzucker, Fruchtzucker, weißer Rohr- und Rübenzucker, Malzzucker* etc.
Je mehr Zucker den Pilzen zur Verfügung steht, umso besser gedeihen sie. In einer einzigen Nacht können sie ihre Zahl mehrmals verdoppeln, entscheidend dafür ist aber das Angebot an verwertbaren Kohlenhydraten, wie sie z.B. in *Süßigkeiten aller Art, Mehlspeisen (Kuchen, Pfannkuchen, Brötchen) aus weißem Mehl, süßen Getränken, süßem Obst, Kompotten, Marmeladen* usw. enthalten sind.
Neben den erforderlichen therapeutischen Maßnahmen und der Einnahme von Medikamenten (z.B. Nystatin) ist es wichtig, das Immunsystem zu stärken. Dazu muss der Körper und besonders das Immunsystem mit allen Nährstoffen versorgt werden, die zu seiner optimalen Funktion nötig sind. Dies ist nur möglich, wenn die Ernährung auf den individuellen

Ernährungstyp abgestimmt wird bzw. zunächst über einen gewissen Zeitraum eine „*Pilzdiät*“ durchgeführt wird. In dieser Zeit müssen Zucker in konzentrierter Form (Süßigkeiten), zuckerhaltige Mehlspeisen, wie Kuchen, Torten, Kekse usw., süßes Obst (speziell Weintrauben, Pflaumen), süße Obstsäfte, Limonaden, Colagetränke, Bier, Whisky, süße Weinsorten, Weißmehlprodukte und Teigwaren aus weißem Mehl gemieden und auch der Verzehr von Kartoffeln eingeschränkt werden.

Symptome, die auf einen Pilzbefall des Darmes hinweisen sind vor allem:

- Ständige Müdigkeit
- Koordinations- und Konzentrationsprobleme
- Stimmungsschwankungen
- Schwindelgefühl
- Kopfschmerzen
- Mundgeruch
- Husten
- Gelenkschwellungen
- Arthritis
- Augenprobleme
- Flecken vor den Augen
- Taubheit
- Brennende oder tränende Augen
- Muskelschmerzen
- Reizbarkeit
- Heißhunger auf Süßes
- Zunehmende Empfindlichkeit gegen Nahrungsmittel und Chemikalien
- Kribbeln in den Gliedern

- Kalte Hände und kalte Füße
- Asthma
- Heuschnupfen
- Diverse Allergien
- Ekzeme
- Psoriasis
- Chronische Pilzinfektionen wie Nagel-, Haut- oder Fußpilz

Darüber hinaus wird das Immunsystem belastet durch über 70 inzwischen bekannte Toxine, die vom *Candida* produziert werden. Das kann dazu führen, dass es nicht mehr effizient arbeitet und die Widerstandsfähigkeit gegen alle möglichen Krankheiten drastisch sinkt.

In der Praxis hat es sich gezeigt, dass allein die Erkenntnis, an einer Allergie und insbesondere an einer Nahrungsmittelallergie zu leiden, für die meisten Patienten schon erschreckend ist.
Wenn ich dem Patienten dann auch noch eröffne, dass er für die Dauer der Bioresonanz-Therapie auf Milch und Milchprodukte und auch auf Weizen und alles was daraus hergestellt wird verzichten soll, muss ich auf den Protest: „ Was soll ich denn dann noch essen? Da bleibt ja nichts mehr übrig!“ gefasst sein.
Vollends an den Rand des Zusammenbruchs bringen ihn dann die Diagnose eines Darmpilzes und die Eröffnung, dass er zur Beseitigung desselben die Einhaltung einer Pilz-Diät erforderlich ist.
Spätestens jetzt ist er der Meinung, dass er im Laufe der nächsten Wochen todsicher verhungern wird.

Bisher habe ich stets versucht, meine Patienten wortreich davon zu überzeugen, dass dies keineswegs der Fall sein muss, aber so recht glauben wollten sie mir in der Regel nicht.
Aus genau diesem Grund habe ich dieses Kochbuch verfasst.
Es finden sich darin viele, viele einfache, schnelle, schmackhafte und gesunde Rezepte ohne Kuhmilch und Kuhmilchprodukte, ohne Weizen und Weizenprodukte und auch ohne weißen Zucker.
Gute Alternativen sind für:

<u>Kuhmilch und Kuhmilchprodukte:</u>

- Reismilch, Kokosmilch (Anhang)
- Hafermilch, Mandelmilch, Sesammilch (Anhang)
- Sojamilch und Sojasahne (wenn verträglich), Tofu
- Ziegenmilch, Ziegenkäse, Ziegenquark
- Schafsmilch, Schafskäse
- Stutenmilch
- milchfreie Margarine

Die meisten Produkte erhalten Sie im Reformhaus, Naturkosthandel oder im Versandhandel für Naturkost.

<u>Weizenmehl:</u>

- Dinkel,
- Roggen
- Hafer
- Buchweizen

Weißen Zucker:

- Zuckerfreie Süßstoffe natürlichen Ursprungs: Stevia (Versandhandel)
- Rohrohrzucker (in geringen Mengen)
- Agavendicksaft (in geringen Mengen)

Bitte beachten Sie, :
Milch und Milchprodukte sind wichtige **Calciumlieferanten**. Wenn sie diese meiden müssen, sollten sie gezielt nach pflanzlichen Calciumlieferanten greifen, als da sind:

- Brokkoli, Grünkohl, Mangold, Spinat,
- Sesam, Haselnüsse, Mandeln, Leinsamen
- Basilikum, Brunnenkresse, Estragon
- Mineralwasser mit min. 200mg Calcium pro L.

Fast jedes Brot, auch wenn es als Dinkelbrot oder reines Roggenbrot deklariert ist, enthält Weizen. Verwenden Sie nur Brot aus ganz verlässlicher Quelle oder backen Sie selbst.
Kuhmilch gefriergetrocknet als Pulvermilch ist ein beliebter und billiger Zusatz zu vielen Fertigprodukten (Backwaren, Knödel, Speiseeis, Schokolade, Wurstwaren, Suppen- und Saucenkonzentrate etc.) und steht häufig nicht auf der Zutatenliste.
Wenn irgend möglich, kaufen Sie **Zutaten aus biologischem Anbau**, da diese wesentlich weniger belastet sind, als die Produkte aus konventionellem Anbau
Ich wünsche Ihnen viel Freude mit meinem kleinen Kochbuch und vor allem: Lassen Sie sich's schmecken!

Ihre *Annette Beckers*

Vorräte in Kühlschrank und Vorratsschrank

In diesem Buch finden sie viele Rezepte mit wenigen aber unterschiedlichen Zutaten. Beim Schreiben und beim Ausprobieren stellte ich fest, dass bestimmte Zutaten oder Zugaben wiederholt auftauchten.
Mit der folgenden Liste möchte ich Ihnen helfen, sich einen Schatz an gesunden und verträglichen Grundzutaten, Gewürzen, Kräutern, Saucen usw. anzulegen, damit Sie diese, wann immer es nötig ist, zur Verfügung haben.

Das sollten Sie in Ihrem Vorratsschrank haben:

Herzhaftes und Pikantes

- Balsamico-Essig, weiß und braun
- Basilikum pesto
- Bratöl (z.B. Rapsöl)
- Curry,
- Dijonsenf,
- Diverse Gewürzmischungen (ohne Geschmacksverstärker Natriumglutamat)
- Diverse getrocknete oder tiefgefrorene Kräuter (Petersilie, Schnittlauch usw.)
- Gemüsebrühwürfel
- Ingwer, gemahlen
- Ketchup (ohne weißen Zucker, Glucose)
- Knoblauch, frisch

- Knoblauchpulver
- Margarine (ohne tierisches Eiweiß, aus dem Reformhaus oder Biomarkt)
- Mayonnaise (kein fettreduziertes Light-Produkt!)
- Meersalz, Kräutersalz
- Olivenöl, nativ und kalt gepresst
- Paprika
- Pfefferkörner, weiß und schwarz
- Reform-Margarine (rein pflanzlich ohne tierisches Eiweiß)
- Sojasauce
- Tomatenmark
- Tomatensauce (ohne Zucker, Glucose)
- Worchestershiresauce
- Zimt, Muskat
- Zitronensaft
- Zwiebeln, frisch
- 8-Kräutermischung, tiefgefroren

Süßes und Neutrales

- Agavendicksaft
- Ananas (Dose), im eigenen Saft
- Bourbonvanille, gemahlen
- Dinkelmehl, Type 630
- Dinkelmehl, Type 1050
- Dinkelmehl, Vollkorn
- Dinkelnudeln
- Erdbeeren, Kirschen (tiefgekühlt), ohne Zuckerzusatz
- Fruchtmischung (tiefgekühlt), ohne Zuckerzusatz
- Hafermilch
- Honig, kalt geschleudert
- Kakaopulver
- Kokosmilch

- Marmelade: z.B. Aprikosen, Erdbeeren ohne Zuckerzusatz
- Müslimischung ohne Fruchtstücke und Zuckerzusatz
- Paniermehl (aus alten Dinkelbrötchen, selbst hergestellt)
- Pinienkerne, Haselnüsse, Mandeln, Sesam, Kokosflocken, Walnüsse
- Pizzaböden, Dinkelvollkorn
- Reismilch,
- Roggenknäckebrot
- Rohrohrzucker
- Schafsjoghurt, -käse und –quark
- Schafs- oder Ziegenmilch
- Sojamilch, Sojasahne
- Sojanudeln, Hirsenudeln
- Sonnenblumenkerne
- Stevia
- Vollkorn - Basmatireis
- Vollkorn- Haferflocken , Vollkorn –Schmelzflocken
- Vollkorn- Langkornreis
- Vollkorn - Rundkornreis
- Weinsteinbackpulver
- Ziegenjoghurt, -käse und –quark
- 6-Kornmischung

Frühstücksideen – mit Volldampf in den Tag

1. Apfel-Möhren-Rohkost Für 2 Personen

2 mittelgroße säuerliche Äpfel
300 g Möhren
2 El Soja-Sahne
1 El Honig

1. Die Äpfel und die Möhren waschen, schälen und mittelgrob raspeln.
2. Mit Honig süßen und mit der Sahne verfeinern.

Tipp: Diese saftige und vitaminreiche Rohkost ist auch als Zwischenmahlzeit bestens geeignet.

2. Quark mit Erdbeeren Für 2 Personen

250 g geputzte reife Erdbeeren
250 g Schafs- oder Ziegenquark
2 TL Sesamsamen
1 TL Honig

1. Einige schöne Erdbeeren als Garnitur zur Seite legen. Die restlichen Erdbeeren im Mixer pürieren.
2. Das Fruchtmus mit dem Honig süßen und mit dem Quark vermischen.
3. Den Erdbeerquark in zwei Schälchen füllen, mit dem Sesam bestreuen und mit den beiseite gelegten Erdbeeren garnieren.

3. Frischkornbrei

Für 2 Personen

100 g Sechskornmischung (oder –flocken)
2 EL Soja-Sahne
1 EL gehackte Nüsse
1-2 grob geraspelte Äpfel
8 EL stilles Mineralwasser
1 TL Honig

1. Die grob geschrotete Getreidemischung in eine Schale geben und über Nacht in dem Mineralwasser quellen lassen.
2. Am Morgen mit dem Honig süßen und mit der Sahne verfeinern. Mit dem Obst vermischen und mit den gehackten Nüssen bestreut servieren.

4. Birchermüsli

Für 2 Portionen

150 g Haferflocken
¼ L Apfelsaft, naturtrüb (lauwarm)
2 Äpfel (z.B. Boskop)
250 g Schafsjoghurt (Bioladen)
etwas Zitronensaft
1 TL Honig

1. Die Haferflocken mit Apfelsaft vermischen. Abgedeckt 30 Minuten ziehen lassen, bis die Haferflocken schön weich sind.
2. Die Äpfel raffeln und mit dem Zitronensaft beträufeln, damit sie nicht braun werden. Unter die eingeweichten Haferflocken mischen.
3. Zum Servieren den Joghurt in zwei große Gläser füllen, darauf die Haferflockenmischung verteilen und mit flüssigem Honig beträufeln.

Nach Geschmack das Müsli noch mit Mandelsplittern bestreuen.

5. Türkisches Rührei

2 Portionen

1 Wurst (Knoblauchwurst, Sucuk)
1 Peperoni, mild oder scharf je nach Geschmack
2 Eier
2 Tomaten
Olivenöl
Meersalz
Pfeffer oder Cayennepfeffer oder Chilipulver

1. Die Wurst, Tomaten und Peperoni in kleine Stücke schneiden.
2. Öl in der Pfanne erhitzen. Wurst, Tomaten und Peperoni anbraten, bis die Tomaten anfangen weich zu werden.
3. Die verquirlten Eier einrühren, unter Rühren backen und alles mit Salz und Pfeffer abschmecken.

Schmeckt zu frischen Dinkelbrötchen.

Beim Frühstück:	„Mami, das Ei schmeckt mir nicht!“
	„Sei ruhig und iss, man meckert nicht am Essen herum.“
Nach einiger Zeit:	„Mami, muss ich den Schnabel auch mitessen?“

6. Puten – Paprika – Brötchen

4 Portionen

4 Roggen- oder Dinkelvollkornbrötchen
1 große rote Paprikaschote
1 großer Apfel
4 Scheiben Putenbraten
4 EL Tomatenmark

1. Die Vollkornbrötchen dünn mit Tomatenmark bestreichen.
2. Paprikaschote waschen, halbieren, entkernen und in Streifen schneiden. Apfel waschen, halbieren und vom Kerngehäuse befreien, in Stifte schneiden.
3. Untere Brötchenhälften mit je 1 Scheibe Putenbraten, Paprikastreifen und Apfelstiften belegen. Brötchenhälften zusammenklappen.

7. Morgenmuffel – Müsli

2 Portionen

250 g Erdbeeren
100 ml Sojamilch oder Reisdrink
100g kernige Haferflocken
2 EL Erdbeermarmelade ohne Zucker
1 EL gehackte Mandeln

1. Die Beeren mit der Milch und der Erdbeermarmelade pürieren, über die Haferflocken gießen und mit den Mandeln bestreut servieren.

8. Brötchen mit Kiwicreme

2 Portionen

2 Kiwis
1 Banane
4 Dinkel-Vollkornbrötchen
25 g Ziegenquark
1 Prise Bourbonvanillepulver

1. Die Kiwis und die Banane schälen und zusammen pürieren. Das Vanillepulver unterrühren.
2. Die Brötchen aufschneiden, mit dem Magerquark und dem Fruchtpüree bestreichen.

9. Spätaufsteher – Powerdrink

2 Portionen

150 g Himbeeren (frisch oder tiefgekühlt)
½ Galia – Melone
500 ml Schafsjoghurt
4 EL Schmelzhaferflocken
1 Päckchen Bourbonvanillezucker

1. Fische Himbeeren waschen, putzen oder tiefgekühlte Himbeeren in einem Topf bei geringster Hitze kurz auftauen lassen.
2. Die Melone halbieren, von den Kernen befreien und das Fruchtfleisch aus der Schale losen.
3. Den Joghurt mit den Beeren, dem Melonenfleisch und den Schmelzhaferflocken pürieren, mit Vanillezucker süßen.

10. Früchtetraum mit Bananencreme

4 Portionen

2 Grapefruits
250 g Kirschen (frisch oder gefroren, ungezuckert)
1 Banane
300 g Schafsjoghurt
1 Päckchen Bourbonvanillezucker

1. Die Grapefruits durchschneiden, Kerne entfernen und die Fruchtfilets aus den Häuten herauslösen.
2. Die frischen Kirschen waschen und entkernen oder die Kirschen aus dem Glas auf einem Sieb abtropfen lassen.
3. Die Banane schälen, mit dem Joghurt pürieren und zuckern.
4. Die Fruchtstücke vermengen und die Bananencreme über die Früchte geben.

Nach Geschmack kann noch das Fruchtfleisch von einer reifen Ananas dazugegeben werden.

11. Fastfood am Morgen

4 Portionen

250 g Müslimischung ohne Zucker
200 ml Birnensaft (ohne Zuckerzusatz)
200 g Schafsjoghurt
800 ml frisch gepresster Orangensaft

1. Die Müslimischung mit dem Birnensaft und dem Joghurt verrühren und etwas durchziehen lassen.

Den Orangensaft zum Müsli trinken.

12. Mc Fruit mit Erdbeercreme

4 Portionen

200 g Erdbeeren (frisch oder tiefgekühlt)
250 g Ziegen- oder Schafsquark
1 kleine Ananas
4 große Dinkel-Vollkornbrötchen
2 EL Mandelblättchen
1 EL Kakaopulver

1. Die frischen Erdbeeren waschen und putzen oder die tiefgekühlten Erdbeeren bei geringster Hitze in einem Topf kurz auftauen lassen. Die frischen Erdbeeren in Scheiben schneiden. Die tiefgekühlten Erdbeeren fein pürieren.
2. Die Ananas schälen, den harten Kern entfernen und in Scheiben schneiden.
3. Die Brötchen aufschneiden, Unterteil und Oberteil mit dem Quark bestreichen. Die untere Hälfte mit den Fruchtscheiben belegen.
4. Die Mandelblättchen ohne Fett in einer Pfanne bräunen und auf das Obst geben. Mit etwas Kakaopulver bestäuben. Mit der oberen Brötchenhälfte abdecken.

Für die Frühstücksbox

13. Radieschenfrischkäse (für ca. 150g)

6 Radieschen
1 Apfel
10 Haselnüsse
50 g Ziegenfrischkäse
Meersalz
Pfeffer

1. Radieschen fein würfeln, Kerngehäuse des Apfels entfernen und den Apfel ebenfalls fein würfeln. Nüsse fein hacken. Alles mit dem Frischkäse verrühren.
2. Mit Salz und Pfeffer abschmecken.

14. Lachs-Walnuss-Aufstrich

100 g Walnüsse, gemahlen
200 g Räucherlachs
1 P. Ziegen-Frischkäse, mild
1 EL Meerrettich, gerieben
1 EL Dill
1 TL Zitronensaft

1. Den Lachs fein schneiden und mit den übrigen Zutaten vermischen. Fertig!

15. Rauke – Walnuss –Aufstrich (für ca. 150g)

75 g Rauke (Rucola)
30 g Walnüsse
1 EL Schafsjoghurt
1 EL Mayonnaise
1 Knoblauchzehe
Meersalz
Pfeffer aus der Mühle

1. Rauke waschen, trocken schütteln und hacken. Die Hälfte der Rauke mit Nüssen, Knoblauch, Joghurt und Mayonnaise pürieren.
2. Die restliche Rauke unterrühren, mit Salz und Pfeffer abschmecken.

16. Makrelen – Aufstrich

1 Makrele, geräuchert
7 EL Mayonnaise
1 Zwiebel, fein gehackt
6 TL Zitronensaft
2 TL Schnittlauch in Röllchen oder Dill, gehackt
Pfeffer, weiß

1. Makrele filetieren und mit der Gabel in feine Fetzen zerteilen, mit Zitronensaft und Mayo zu einer glatten Creme verrühren, gehackte Zwiebel und Schnittlauchröllchen bzw. Dill untermischen, mit Pfeffer abschmecken.

17. Griechischer Brotaufstrich

20 Oliven, schwarze, ohne Kern
400 g Schafskäse (Feta)
200 g Ziegen-Frischkäse
4 Knoblauchzehen
5 EL Sojasahne/-milch
4 EL Tomatenmark
Meersalz
Pfeffer aus der Mühle
Oregano und/oder Thymian

1. Oliven in kleine Würfelchen schneiden, den Knoblauch durchpressen. Den Käse mit der Gabel fein zerkleinern und mit dem Doppelrahm-Frischkäse vermischen. Nach und nach Sojasahne, Tomatenmark, Gewürze und zum Schluss Oliven und Knoblauch zugeben.
2. Vor dem Servieren ein paar Stunden durchziehen lassen.

Schmeckt zu Baguette, herzhaftem Bauernbrot und als Dip zu Rohkost.

18. Vegetarische Sonnenblumencreme

Grundrezept

250 g Sonnenblumenkerne
6 EL Sojamilch oder Reismilch
500 ml Wasser
1 EL Zitronensaft
1 TL Meersalz

1. Sonnenblumenkerne über Nacht in dem Wasser einweichen. Überschüssiges Wasser abgießen. Soja- oder Reismilch, Zitronensaft und Salz dazugeben und alles fein pürieren.

VARIANTEN:

1. 1 Bund Schnittlauchröllchen untermischen oder fein gehackte Petersilie oder andere Kräuter nach Geschmack.
2. 1-2 Knoblauchzehen, püriert und fein gehackter Bärlauch und 8-Kräutermischung (TK).
3. Tomatenmark und frischer Oregano.
4. Fein geriebener Apfel und gehackte Frühlingszwiebeln.
5. 1-2 Knoblauchzehen mit gehackter Kresse.
6. Paprikaschote, rot, fein gehackt und Paprikapulver süß und scharf.
7. Frisches Basilikum, Schnittlauch, Tomate, Schalotten und 1 EL Olivenöl.

19. Gemüseaufstrich, vegetarisch

1 Paprikaschote
1 Tomate
1 Hand voll Sonnenblumenkerne
1 Zwiebel
3 EL Tomatenmark
1 TL Honig
1 EL Walnussöl
1 Prise Kreuzkümmel
Meersalz
Pfeffer aus der Mühle

1. Zwiebel abpellen und fein hacken. Zusammen mit den Sonnenblumenkernen in einer Pfanne mit etwas Öl und dem Honig anrösten, bis alles leicht bräunlich karamellisiert ist.
2. Paprika und Tomate waschen, teilen und entkernen, in feine Würfel schneiden und zusammen mit den gerösteten Zwiebeln und Sonnenblumenkernen, dem Tomatenmark und dem Walnussöl in einem Mixer solange zerkleinern, bis eine homogene, streichfähige Masse entstanden ist. Abschmecken.
3. Ungefähr 1 Stunde in den Kühlschrank stellen, damit der Aufstrich noch etwas anziehen kann.

20. Falsche Leberwurst

40 g Hefe, frisch
50 g Dinkelvollkornmehl
100 g Butter (oder Reform-Margarine)
2 Zwiebeln
1 Knoblauchzehe
250 ml Gemüsebrühe
Majoran
Thymian
Piment
Paprika
Kräutersalz
Pfeffer aus der Mühle
1 TL Balsamico

1. Zwiebel und Knoblauch fein hacken und in 50g Butter anschwitzen. Hefe hineinbröckeln und auflösen. Kalte Brühe angießen. Das fein gemahlene Vollkornmehl einrühren, alles aufkochen und 3 Minuten köcheln lassen.
2. Mit den Kräutern und Gewürzen pikant abschmecken.
3. Wenn die Masse fast erkaltet ist, den Balsamico-Essig und die restliche weiche Butter (Margarine) unterrühren.

21. Avocado-Aufstrich

Für 1 Portion

1 Avocado, reife
1-2 Knoblauchzehen, zerdrückt
1-2 TL Limettensaft
Kräutersalz
Pfeffer aus der Mühle

1. Die Avocado halbieren, den Kern herauslösen und das Fruchtfleisch mit einem Esslöffel aus der Schale herauslösen. Das Fruchtfleisch grob würfeln und dann mit einer Gabel zu einem Mus zerdrücken. Mit Knoblauch, Zitronensaft, Salz und Pfeffer abschmecken.

22. Thunfisch-Aufstrich

200 g Kräuter-Ziegen-Frischkäse
1 Dose Thunfisch in eigenem Saft
2 kleine Gurken, sauer eingelegt.
2 Schalotten
Meersalz

1. Die Schalotten und die Gurken sehr fein hacken und mit zerpflücktem Thunfisch und Frischkäse vermengen. Mit Meersalz abschmecken.

23. Ei-Aufstrich

3 Eier, hart gekocht
4 EL Mayonnaise
2 TL Senf
½ Bund Schnittlauch in Röllchen
Meersalz
Pfeffer aus der Mühle

1. Die Eier abpellen und in kleine Würfel schneiden. Mit der Mayo und den Gewürzen vermengen und etwas durchziehen lassen.

Nach Geschmack kann man noch eine fein gewürfelte Gewürzgurke und eine gehackte Schalotte dazugeben.

24. Lauchcreme

400 g Ziegen–Frischkäse, mild
200 g Sojasahne
1 Porreestange
1 gestr. TL Meersalz oder Kräutersalz

1. Die Porreestange waschen, die dunkelgrünen Blattteile entfernen, längs durchteilen und in feine Streifen schneiden.
2. Die Sahne und den Frischkäse mit dem Handmixer cremig rühren und mit einem Löffel den Porree unterziehen. Mit Salz abschmecken. Durchziehen lassen.

25. Kichererbsen-Zwiebel-Aufstrich

350 g Kichererbsen, gegart, aus dem Glas
1 kleine Tomate
2 große Zwiebeln
1 große Knoblauchzehe
1 TL Honig
Meersalz
Pfeffer aus der Mühle
Olivenöl
evtl. Gemüsebrühe, instant

1. Tomate waschen, halbieren, den Stängelansatz und die Kerne entfernen, in kleine Würfel schneiden.
2. Zwiebel und Knoblauchzehe häuten und in kleine Würfel schneiden. In Olivenöl goldgelb anbraten, etwa 1 EL Honig und die Tomate dazugeben, kurz mitdünsten.
3. Kichererbsen in ein hohes Gefäß geben und zusammen mit dem Tomaten-Zwiebel-Gemisch pürieren. Nach Geschmack mit Pfeffer und Salz abschmecken oder mit Kräutern verfeinern.
4. Abkühlen lassen und kalt stellen.

26. Linsencreme

250 g rote Linsen
2 Gewürznelken
1 Zweig Thymian
1 kleine Zwiebel
1 Knoblauchzehe
2 EL Olivenöl
1 EL Zitronensaft
2 EL Petersilie, fein gehackt
½ TL Piment
Meersalz

1. Linsen mit Gewürznelken, Thymian und ca. 1 L Wasser in einem Topf zum Kochen bringen. In 15-20 Minuten weich kochen. Linsen abgießen, Nelken und Thymian entfernen.
2. Zwiebel und Knoblauch häuten und würfeln und in dem Öl goldgelb anbraten. Linsen zusammen mit Zwiebel und Knoblauch im Mixer pürieren. Auskühlen lassen.
3. Den Aufstrich mit Petersilie, Zitronensaft, Piment und Meersalz abschmecken.

27. Schleckermäuler-Aufstrich

150 g Butter (Reform-Margarine)
40 g Haselnüsse, gerieben
40 g Mandeln, gerieben
4 EL Honig
1-2 TL Zitronensaft
3 EL Kakaopulver
1 Prise Zimt
1 Prise Bourbonvanille

1. Haselnüsse und Mandeln in der Pfanne kurz anrösten. Die weiche Butter schaumig schlagen und gründlich mit allen angegebenen Zutaten und Gewürzen vermengen. Einige Stunden durchziehen lassen.

Die Creme ist im Kühlschrank eine Woche haltbar.

Dip – Varianten zu Rohkost und zu Folienkartoffeln

28. Meerrettichquark

200 g Schafs- oder Ziegenquark	mit
1-2 EL Schafsmilch	und
1-2 EL geriebenem Meerrettich	
(ggf. aus dem Glas)	verrühren und mit
Meersalz	abschmecken.

Schmeckt auch gut auf Vollkornbrot oder zu geräuchertem Lachs.

29. Shrimps- (Krabben- oder Flusskrebs-) Dip

300 g Schafs-Joghurt	mit
½ Bund fein geschnittenen Frühlingszwiebeln	und
100 g Shrimps (Krabben oder Flusskrebsen)	und
1 EL gehacktem Dill	vermischen, mit
Meersalz	und
1 Prise Rohrohrzucker	und
frisch gemahlenem Pfeffer	abschmecken.

30. Thunfischdip

150 g Thunfisch (in eigenem Saft)
abgießen und zerpflücken, mit
4 EL Remoulade,
1 mitteldicken, fein gehackten Gewürzgurke und
½ Bund fein geschnittenen Frühlingszwiebeln
vermischen und mit
Meersalz und
frisch gemahlenem Pfeffer abschmecken.

31. Zaziki

250 g Schafsjoghurt,
300 g Salatgurke (geschält, halbiert, entkernt und fein geraffelt), mit
2 gepressten Knoblauchzehen und
1 El Olivenöl vermischen und mit
Meersalz und
frisch gemahlenem Pfeffer abschmecken.

32. Schafskäse – Paprika - Dip

200 g zerdrückten Schafskäse (Feta) mit
2 zerdrückten Knoblauchzehen und
1 Paprikaschote, rot, entkernt und fein geschnittenen, mischen und mit
Meersalz und
frisch gemahlenem Pfeffer kräftig abschmecken.

33. Champignon Ragout

3 TL Naturreismehl mit
1 Zwiebel, fein gewürfelt ohne Fett in einer Pfanne andarren,
400 g Champignons, geviertelt, dazugeben und
300 ml Reismilch unter Rühren aufgießen,
fünf bis sechs Minuten köcheln lassen, gelegentlich umrühren, mit
frisch gemahlenem Pfeffer und
8-Kräutermischung (TK) abschmecken.

Schmeckt gut zu Folienkartoffeln oder Backofenkartoffeln oder Vollkornreis.

Tipp: Reismehl kann man in kleinen Mengen in der Getreidemühle oder mit der Kaffeemühle leicht aus Vollkornreis selbst herstellen.

34. Kräuter-Quark

Kräutermischung: je 1 Bund Schnittlauch. Petersilie, Dill, Kerbel, geschnitten oder die entsprechende Menge 8 - Kräutermischung (TK) mit

500 g Schafs- oder Ziegenquark, (mit ein wenig Öl verrührt schmeckt er fast so cremig wie Sahnequark) und

1 EL Zitronensaft verrühren.
Mit Meersalz und Pfeffer, frisch gemahlen, abschmecken.

35. Curry - Apfel- Dip

3 EL Ziegen-Quark mit
1 sehr fein gewürfelten Apfel und
1 fein gewürfelten Frühlingszwiebel und
3 EL Mayonnaise verrühren. Mit
1 TL Curry,
Meersalz,
frisch gemahlenem Pfeffer und
½ TL Honig abschmecken.

36. Tomatensauce

1 hart gekochtes Ei fein hacken und mit
½ roten Paprika, geputzt und fein gewürfelt,
50 g gekochtem, fein gewürfeltem Schinken,
1 Zwiebel, geschält und fein gehackt, vermischen.

Mit
2 EL Ketchup,
Meersalz und
Paprikapulver abschmecken.

37. Ahorn - Frischkäse – Dip

250 g Ziegenfrischkäse, mild mit
1-2 EL Ahornsirup,
40 g fein gewürfeltem Rauchfleisch und
11 in kleine Würfel geschnittenen kernlosen Trauben

mischen, mit
Meersalz und
Pfeffer abschmecken.

38. Mexikanischer Dip

1 gelbe Paprikaschote (250 g) putzen, waschen, vierteln, auf ein Backblech legen. Solange grillen, bis die Haut dunkel ist. Herausnehmen und ca. 5 min. mit einem feuchten Küchentuch abdecken. Paprika häuten und in Würfel schneiden.
40 g getrocknete, in Öl eingelegte Tomaten fein würfeln und
40 g grüne Oliven ohne Stein in Scheiben schneiden.
Alles mit
200 g Ziegenquark mischen. Mit
Meersalz und
Chilipulver abschmecken.

39. Apfel – Kresse - Dip

1 großen säuerlichen Apfel schälen, halbieren und das Kerngehäuse entfernen, ganz fein reiben. Mit
1 Kästchen Kresse und
150 g Schafsjoghurt verrühren.
2 EL Zitronensaft hinzufügen, mit
Meersalz und
Pfeffer kräftig würzen.

40. Walnuss – Feta - Dip (2 Portionen)

100 g Walnüsse
100 g Fetakäse
4 Knoblauchzehen
4 EL Tomatenmark
6 Tropfen Zitronensaft
Olivenöl
Meersalz und Pfeffer
Paprikapulver

1. Walnüsse, Feta und Knoblauchzehen ganz fein in einem Mixer mahlen, bis ein Brei entsteht. Dann mit Tomatenmark und Zitronensaft vermischen. Mit etwas Olivenöl, Salz, Paprika und Pfeffer abschmecken.

Schmeckt gut zu Fladenbrot und zu gebratenem Fleisch.

41. Tanz der Vampire - Bis(s) zum Morgengrauen

500 g Ziegenquark

2 Becher Schafsjoghurt

2 Salatgurken

1 Knolle !!! Knoblauch (8 bis 10 Zehen)

etwas Schafs-Milch (Sojamilch oder Sojasahne)

grobes Meersalz

Pfeffer

1 Prise Rohrohrzucker

1. Quark und Joghurt mit etwas Milch (Sojamilch oder -sahne) glatt rühren.
2. Salatgurken waschen, halbieren, Kerngehäuse herausschaben, raspeln, in ein Sieb geben und ausdrücken, in die Quark/Joghurt-Mischung geben.
3. Knoblauchzehen fein hacken und mit grobem Meersalz und einem Messer oder in einem Mörser zu Brei verreiben. Alle Zutaten gut vermischen und mit Salz, Pfeffer und Zucker abschmecken.

Macht nicht einsam, wenn alle davon essen!

Salate

42. Fenchelsalat mit Grapefruit

½ -1 Becher Schafsjoghurt
250 g Fenchelknollen
1 Grapefruit (rot)
1 TL Kräutersenf
Kräutersalz
1 Prise Rohrohrzucker

1. In einer Salatschüssel mit einem Schneebesen den Joghurt mit Kräutersalz, Zucker, Senf und dem fein gehackten Fenchelgrün verrühren.
2. Von der Fenchelknolle die Strünke und auch etwas vom Boden abschneiden und waschen. In 4 Teile schneiden und jedes Teil in feine Streifen schneiden.
3. Die Grapefruit abschälen, mit dem Messer in kleine Rippen schneiden, die Kerne entfernen und das Fruchtfleisch würfeln.
4. Die Fenchelscheiben und die Grapefruitwürfel in die Salatsauce geben und alles vermischen.

43. Gurkensalat

1 Salatgurke (400-500g)
½ Bund Dill oder Schnittlauch
½ - 1 Becher Schafsjoghurt
1 EL Balsamico-Essig oder Zitronensaft
Kräutersalz
1 Prise Rohrohrzucker

1. Die Gurke waschen und mit dem Kartoffelschäler abschälen.
2. Den Dill (oder Schnittlauch) waschen und fein schneiden.
3. In einer Salatschüssel mit dem Schneebesen Joghurt, Essig, Dill, Salz und Zucker verrühren.
4. Die Gurke mit dem Gurkenhobel direkt in die Schüssel hobeln und unter die Salatsauce heben.

44. Möhrensalat

2 große Möhren
2 EL Sonnenblumenkerne
1 EL Sonnenblumenöl
1 EL Zitronensaft

1. Die Möhren waschen, schälen, das obere und das untere Ende abschneiden und die Möhren auf einer Rohkostraffel fein reiben.
2. Dann die Sonnenblumenkerne drüberstreuen, Öl und Zitronensaft dazugeben und alles gut vermengen.

45. Grüner Salat in Tomatensauce

1 Eis(berg)salat
250 g Tomaten
1 EL Balsamico-Essig
2 EL Olivenöl
Salatkräutermischung
Kräutersalz
1 Prise Rohrohrzucker

1. Vom Salat mit einem Messer den Strunk abschneiden, so dass sich die Blätter lösen. Die Blätter einzeln unter fließendem Wasser abwaschen, in einem Sieb abtropfen lassen.
2. Anschließend immer einige der Blätter übereinander legen und in feine Streifen schneiden.
3. Die Hälfte der gewaschenen Tomaten in kleine Stücke schneiden und die andere Hälfte in einen Mixbecher geben.
4. Essig, Öl, Salz und Zucker dazugeben und alles mit Mixstab oder Mixer fein pürieren.
5. Den Salat und die Tomatenstückchen in eine Schüssel geben, die Tomatensauce darüber gießen und alles vorsichtig mischen.

46. Möhren-Zucchini-Salat

2 große Möhren
1 Zucchini

Sauce:
4 EL Kürbiskernöl
Saft 1 Zitrone
1 TL Honig
1 Msp. Pfeffer
Dill und Petersilie fein gehackt

Möhren und Zucchini waschen, grob raffeln, in die fertige Salatsauce geben.

47. Rettichsalat

1 großer Rettich oder 2 Bund Radieschen
1/8 l Soja-Sahne
Zitronensaft
1 Bund Schnittlauch oder Kresse
Kräutersalz

1. Rettich oder Radieschen waschen, möglichst dünn schneiden oder hobeln und salzen.
2. Den Zitronensaft mit der Sahne verquirlen und darüber gießen. Alles gut durchmischen.
3. Schnittlauch oder Kresse fein schneiden und darüberstreuen.

Dieser Salat passt besonders gut zu Vollkornbrot, Butter und Käse.

48. Rettichsalat 2

je 1 weißen und roten großen Rettich
2 säuerliche Äpfel (z.B. Boskop)
150 g Schafs-Gouda
200 g Schafsjoghurt
Meersalz
Pfeffer
Zitronensaft
Worchestershiresauce

1. Rettiche unter fließendem Wasser mit einer Bürste abschrubben. Anschließend mit dem Messer abschaben, längs halbieren und auf dem Gurkenhobel in hauchfeine Scheiben schneiden.
2. Die Äpfel schälen, vierteln und das Kerngehäuse entfernen. Wie die Rettiche in Scheiben hobeln.
3. Den Käse in Scheiben und dann in Plättchen schneiden.
4. Joghurt mit den Gewürzen abschmecken. Alle Zutaten darin wenden. Zugedeckt eine halbe Stunde im Kühlschrank durchziehen lassen.

Dazu schmeckt am besten ein Glas Bier und ein kräftiges Bauernbrot.

49. Selleriesalat

1 kleine Sellerieknolle
1 Apfel
4-6 EL Soja-Sahne
2-3 EL Zitronensaft
Kräutersalz
1 Prise Rohrohrzucker

1. Sellerie putzen, waschen und fein raspeln.
2. Sahne, Zitronensaft, Salz und Zucker verrühren und sofort mit dem Sellerie mischen.
3. Den Apfel schälen, das Kerngehäuse herausschneiden und ihn zum Sellerie raspeln. Alles gut miteinander vermischen.

50. Bohnensalat

750 g grüne Bohnen
1-2 Zwiebeln
2 EL Essig
3-4 EL Öl
Meersalz
Pfeffer
1 Prise Rohrohrzucker
Bohnenkraut

1. Bohnen waschen, putzen, brechen oder schneiden und in wenig kochendem Salzwasser mit Bohnenkraut etwa 20-30 Min. weichkochen.
2. Mit Essig - Ölmarinade und reichlich fein gewiegter Zwiebel anmachen. Gut durchziehen lassen.

51. Schwäbischer Kartoffelsalat

750 g Salatkartoffeln
1 Zwiebel, in Würfel geschnitten
4 EL ÖL
1 EL Kräuteressig
Kräutersalz
Pfeffer
Rohrohrzucker

1. Kartoffeln mit der Schale kochen, noch heiß pellen, lauwarm in feine Scheiben schneiden und mit den Zwiebelwürfeln und der Salatsauce mischen.
2. Den Salat 1-2 Stunden durchziehen lassen.

52. Familiensalat

750g kalte, enthäutete Pellkartoffeln
1 EL Balsamico-Essig, weiß
1 kleine, in Würfel geschnittene Zwiebel
Mayonnaise, Menge nach Geschmack
Meersalz
Pfeffer

1. Die Kartoffeln in dünne Scheiben schneiden.
2. Essig, Zwiebel, Pfeffer, Salz verrühren, über die Kartoffeln gießen und durchziehen lassen.
3. Dann mit der Mayonnaise binden.

53. Bohnen- Kartoffelsalat

1 kg Brechbohnen
500 g Kartoffeln, geschält
100 g durchwachsener, geräucherter Speck
Meersalz
Pfeffer aus der Mühle

Für die Sauce:
2 Zwiebeln, fein gehackt
2 EL Öl
1 EL Obstessig
1 Prise Rohrohrzucker
Meersalz
Pfeffer
Bohnenkraut

1. Die frischen Bohnen in ca. 3 cm lange Stücke brechen in Salzwasser so lange kochen, dass sie noch etwas Biss haben (ca. 20-25 Minuten).
2. Die geschälten Kartoffeln ca. 20 Minuten in Salzwasser garen. Die Bohnen in ein Sieb abgießen. Die Kartoffeln in kleine Würfel schneiden. Beides in einer Salatschüssel mischen.
3. Die Saucenzutaten verrühren und über den Salat gießen. Alles gut vermengen und gut durchziehen lassen (1 Stunde oder länger).
4. Kurz vor dem Servieren den in kleine Würfel geschnittenen Speck mit etwas Öl in einer Pfanne knusprig braten und mit dem Salat vermischen.

54. Käsesalat

300 g Schafs-Gouda
1 Apfel
50-75 g Mandelstifte
Mayonnaise, Menge nach Geschmack

1. Den Käse und den geschälten, vom Kerngehäuse befreiten Apfel in Streifen schneiden.
2. Alles zusammen mit den Mandeln in eine Schüssel geben und mit der Mayonnaise binden.

55. Waldorfsalat

250 g Äpfel
250 g Sellerie, roh
100 g Walnusskerne
100g Mayonnaise
2 EL Zitronensaft
Meersalz
4 EL Soja-Sahne

1. Die geschälten, vom Kerngehäuse befreiten Äpfel und den geschälten Sellerie in sehr feine Streifen schneiden.
2. Die Nüsse fein hacken. Mayonnaise mit Zitronensaft, Salz und der Sahne verrühren und mit den Zutaten vermischen. Gut durchziehen lassen.

56. Nudelsalat

200 g gekochte Dinkel-Nudeln
1 großes Glas Erbsen und Möhren
200 g Kochschinken (oder Fleischwurst)
100 g Mayonnaise
1 TL Senf

1. Erbsen und Möhren abtropfen lassen.
2. Möhren und Schinken in Würfel schneiden.
3. Mayonnaise mit dem Senf verrühren.
4. Alle Zutaten vermischen. Salat durchziehen lassen.

Tipp: Statt Erbsen und Möhren kann man die Nudeln auch mit gedünstetem Spargel, gebratenen Champignons oder Tomatenwürfeln mischen.

57. Feta and Tomate in Love

3 Fleischtomaten
1 Stück Schafskäse (Feta, 200 g)
2 Stückchen Dinkel-Toast
Meersalz
Pfeffer
einige Blättchen frischen Basilikum
1 EL Olivenöl
1 EL Balsamico-Essig

1. Tomaten in Scheiben schneiden und auf einen Teller legen.
2. Feta in dünne Scheiben schneiden und fächerförmig zwischen den Tomatenscheiben verteilen. Mit Salz und Pfeffer würzen. Auf jede Fetascheibe ein bis zwei Basilikumblättchen legen.
3. Mit Öl und Balsamessig beträufeln. Dazu: Toast.

58. Käse-Ananas-Salat

250 g jungen Schafs-Gouda
300 g Ananasscheiben, frisch
100 g Mandelstifte
1 Becher Schafsjoghurt
1 TL Olivenöl
etwas Butter oder Margarine
Saft von 1 Zitrone
Meersalz
weißer Pfeffer
1 Prise Cayennepfeffer

1. Gouda und die Ananas in feine Stifte schneiden.
2. Mandelstifte in etwas Butter oder Margarine in einer Pfanne goldbraun rösten. Auf ein Küchenpapier geben und das Fett etwas aufsaugen lassen.
3. Für die Sauce Joghurt mit Öl, Zitronensaft, Salz, Pfeffer und Cayennepfeffer abschmecken. Gouda und Ananas mit der Sauce vermischen.
4. Mit den gerösteten Mandeln bestreut servieren.

59. Salade nicoise

5 gekochte Kartoffeln
4 Tomaten, Radieschen, Oliven und Cornichons
3 Eier, hart gekocht
3 EL Olivenöl
2 EL Zitronensaft
Meersalz

1. Kartoffeln, Gemüse und hart gekochte Eier in Scheiben schneiden.
2. Olivenöl, Zitronensaft und Salz zu einer Salatsoße verquirlen und mit den Gemüsen und Eiern vermischen. Gut durchziehen lassen.

60. Avocado-Birnensalat

2 EL Pinienkerne
2 Avocados, reife
2 Birnen, reife
3 Limetten
Olivenöl
Meersalz
Pfeffer aus der Mühle

1. In einer Pfanne die Pinienkerne ohne Fett anrösten.
2. Avocados und Birnen schälen, halbieren und entkernen, vierteln und in schmale Streifen schneiden. Im Wechsel fächerförmig auf einem Teller anrichten, mit Limettensaft und Öl beträufeln, mit den Pinienkernen bestreuen und mit Salz und Pfeffer würzen.

61. Selleriesalat

1 große Sellerieknolle
½ frische Ananas
4 EL grob gehackte Walnüsse
1/8 L Soja-Sahne
Saft von ½ Zitrone

1. Sellerie waschen, putzen, fein raffeln und sofort mit Zitronensaft beträufeln.
2. Ananas würfeln, mit dem Sellerie vermengen.
3. Die Sahne cremig schlagen und mit den Nüssen unter den Salat ziehen. Etwas durchziehen lassen.

62. Feldsalat mit gebratenen Birnen und Walnüssen

150 g Feldsalat
2 Birnen
100 g Walnüsse, geschält
4 EL Balsamico
1-2 EL Honig
Butter zum Braten

1. Den Salat waschen putzen und trocken schleudern. Auf 4 Tellern dekorativ verteilen.
2. Die Birnen schälen, entkernen und in mundgerechte Streifen schneiden. In einer Pfanne die Butter zum Schmelzen bringen und die Birnen mit den Walnüssen darin anbraten. Auf den Feldsalat geben.
3. In der Pfanne den Balsamico-Essig zum Schäumen bringen, den Honig zugeben und rühren, bis eine cremige Konsistenz entsteht. Die Sauce über dem Salat verteilen und warm servieren.

63. „Orange“ Platte

3-4 Möhren
2 Orangen
2 große Äpfel
1 Kästchen Kresse
2 EL Öl
Zitronensaft

Sauce:
Saft einer Zitrone
3-4 EL Öl
1 Prise Ingwer
1 TL Honig
etwas Wasser

1. Möhren fein raffeln. Eine Orange und einen Apfel würfeln. Alles mit dem Öl vermischen.
2. Den zweiten Apfel und die zweite Orange ebenfalls würfeln. Mit fein gehackter Kresse und Zitronensaft mischen.
3. Beide Mischungen werden getrennt auf einer Salatplatte angerichtet. Dazu reicht man die Öl-Zitronensauce. Die Platte kann vorher mit gehackten Mandeln oder einer Salat-Kern-Mischung bestreut werden.

64. Champignonsalat

500 g frische Champignons

Sauce:
3-4 EL Soja-Sahne
1 Bund Petersilie
4 EL Olivenöl
Saft von 1 Zitrone
1 Msp. Kräutersalz
1 Msp. Pfeffer, frisch gemahlen
1 Msp. Paprika, edelsüß

1. Petersilie fein wiegen und mit den restlichen Saucenzutaten verrühren.
2. Champignons putzen, in dünne Scheiben schneiden oder hobeln. Sofort in die Sauce geben. Zum Schluss die cremig geschlagene Sahne unterziehen.

65. Rote- Bete- Salat

2 rote Beten
3 säuerliche Äpfel
2 EL Soja-Sahne,
3 EL geriebene Haselnüsse
Saft von ½ Zitrone
3 EL Öl

1. Rote Bete waschen, dünn schälen, fein reiben und mit den grob oder fein geraffelten Äpfeln mischen.
2. Öl und Zitronensaft unterrühren, mit Soja-Sahne und geriebenen Haselnüssen abrunden.

66. Chicorée mit Orangen

3 Stauden Chicorée
2 Orangen

Sauce:
1 Tasse Soja- Sahne
1 Bund Dill
1 EL Senf
1 EL Obstessig
1 EL Öl
Kräutersalz
1 Prise Cayennepfeffer

1. Chicoréeblätter einzeln lösen, waschen und in 1 cm breite Stücke schneiden.
2. Sahne cremig schlagen und mit den angegebenen Gewürzen abschmecken, den fein geschnittenen Dill unterheben.
3. Die Sauce unter den Chicorée gießen. Mit halbierten Orangenscheiben garnieren.

Leckeres aus Kartoffeln

67. Folienkartoffeln

Die Folienkartoffeln eignen sich hervorragend als Beilage aber auch solo mit leckeren Saucen und Dips für Party- oder Grillgerichte sowie für jede Art von Vor- und Hauptspeisen. Auch für die festliche Küche sind diese praktisch ohne weitere Arbeit zubereiteten Kartoffeln ein Renner und dank der vielen Möglichkeiten an Gewürzen vielseitig einsetzbar.

8 mehlig kochende Kartoffeln (etwa 1kg)
Meersalz

Den Backofen (Ober- und Unterhitze) vorheizen, Kartoffeln unter fließendem Wasser sehr gründlich abbürsten, trocken tupfen und der Länge nach etwa 1 cm tief einschneiden und die Einschnitte salzen. Die Kartoffeln einzeln in Alufolie wickeln und auf dem Rost im unteren Drittel des Backofens backen.

Ober- und Unterhitze: etwa 200°C (vorgeheizt),
Heißluft: etwa 180°C (nicht vorgeheizt)

Garzeit: 45-60 Minuten, je nach Größe der Kartoffeln

Wenn die Kartoffeln gar sind, die Alufolie öffnen und die Kartoffeln mit zwei Gabeln aufbrechen.

Tipp: Folienkartoffeln schmecken wunderbar zu gegrilltem Fleisch oder Gemüse, zu Steak oder als Snack mit einem leckeren Dip oder Zaziki.

68. Backofenkartoffeln (Bircher- Benner-Kartoffeln)

Backofenkartoffeln oder Blechkartoffeln sind schnell und einfach zubereitet und schmecken zu Dips, aber auch zu gegrilltem Fleisch oder Gemüse oder einem bunten Salat.

Für 4 große Portionen benötigt man:

8 mittelgroße (ca. 1,2 kg) Kartoffeln,

etwas Öl für das Backblech

Kräutersalz

2 EL Sesamkörner oder Kümmelsamen

1. Den Backofen bei Ober- und Unterhitze vorheizen, die Kartoffeln unter fließendem Wasser gründlich abbürsten und trocken tupfen.
2. Die ungeschälten Kartoffeln der Länge nach halbieren, die Schnittfläche mit Öl bepinseln, mit Kräutersalz bestreuen und die Schnittfläche in Sesam (oder Kümmel) drücken und mit der Schnittfläche nach unten auf ein gefettetes Backblech legen. Die Haut der Kartoffeln mit einem Messer mehrmals leicht einritzen.

Ober/Unterhitze: etwa 200°C (vorgeheizt)

Garzeit: etwa 35-40 Minuten

69. Backofenkartoffeln mit Käsehaube

Für 4 große Portionen:

8 mittelgroße Kartoffeln
etwas Öl
Meersalz und Pfeffer

1. Kartoffeln gründlich waschen. Der Länge nach halbieren. Die Hälften mit der Schnittfläche nach oben auf ein gefettetes Backblech legen. Mit Öl bepinseln und mit Salz und Pfeffer würzen.

   Ober/Unterhitze: etwa 200°C (vorgeheizt),

   Heißluft: etwa 180°C (nicht vorgeheizt),

   Garzeit: etwa 40 Minuten.

In der Zwischenzeit:

Für die erste Käsehaube

200 g Schafs-Gouda grob raspeln.

Und für die zweite Käsehaube

2 dicke Scheiben (ca. 160 g) gekochter Schinken,

einige Scheiben Ananas,

200 g Schafs-Brie fein würfeln und miteinander mischen.

Nach Lust und Laune eine oder die beiden verschiedenen Käsemassen auf die fertig gebackenen Kartoffel-Schnittflächen verteilen und dann noch mal 15 Minuten in den Ofen damit.

70. Kartoffelpuffer / Kartoffelpfannkuchen / Reibekuchen klassisch

Zutaten für 4 Portionen:

1 kg fest kochende Kartoffeln

3 Eier

40 g Dinkel- bzw. Reismehl oder Haferflocken

1 Zwiebel

Meersalz

Öl oder Palmfett zum Braten

1. Kartoffeln waschen, schälen, abspülen. Zwiebel schälen. Kartoffeln und Zwiebel fein reiben. Eier, Salz und Mehl hinzufügen und alles miteinander verrühren.
2. Etwas Öl in einer Pfanne erhitzen. Den Teig portionsweise hineingeben, sofort flachdrücken und die Puffer von beiden Seiten bei mittlerer Hitze knusprig braun braten.
3. Die fertigen Kartoffelpuffer aus der Pfanne nehmen und auf einen mit Küchenpapier belegten Teller geben, um überschüssiges Fett aufzunehmen. Die Puffer dann sofort servieren oder im vorgeheizten Ofen warm stellen.

TIPP: Kartoffelpuffer werden klassisch mit Apfelmus verzehrt. Sie schmecken aber auch sehr gut mit Pflaumenkompott, Kräuter – oder Meerrettichquark oder zu Räucherlachs mit Zaziki.

71. Original Holländische Pommes Frites – diesmal selbst gemacht

1 kg festkochende Kartoffeln
etwa 750 ml Speiseöl
Meersalz

1. Kartoffeln waschen, schälen, abspülen, in gleich lange, bleistiftdicke Streifen schneiden und mit Küchenpapier gut abtrocknen.
2. Speiseöl in einem Topf oder in der Friseuse auf 180°C erhitzen. Die Kartoffelstreifen in mehreren Portionen mit einer Schaumkelle in das Fett geben und etwa 2 Minuten vorbacken.
3. Sobald sich die Kartoffelstreifen gelb färben, sie mit der Schaumkelle herausnehmen und auf einem mit Küchenkrepp ausgelegten Backblech verteilen und abkühlen lassen. Auf diese Weise alle Kartoffelstreifen vorbacken.
4. Die abgekühlten Pommes frites noch einmal in das heiße Fett geben, 5-6 Minuten knusprig braun backen, mit der Schaumkelle heraus nehmen, in eine Schüssel geben und mit Salz bestreuen.
   Sofort servieren.

Tipp: Für Kartoffelchips die Kartoffeln statt in Stifte, auf dem Gemüsehobel oder mit dem Messer in feine Scheiben schneiden und zubereiten wie Pommes. Mit Salz und Paprikapuder bestreuen und als Snack servieren.
Für „Pommes spezial“ eine Gemüsezwiebel würfeln und über die Pommes streuen. Majo und Ketchup obendrauf!

72. Potato Wedges

1 kg kleine Kartoffeln
3 EL Olivenöl
Meersalz
Pfeffer
Knoblauchpulver
Chilipulver
Paprikapulver

1. Kartoffeln gut waschen, längs mit der Schale in Achtel oder Viertel schneiden.
2. In einer großen Schüssel mit den Gewürzen und dem Olivenöl so lange schütteln bis sich Öl und Gewürze gleichmäßig um die Kartoffeln gelegt haben.
3. Die Wedges auf einem Backblech verteilen und in den Backofen schieben und backen. Ober/Unterhitze: etwa 200°C (vorgeheizt), Heißluft: etwa 180°C (nicht vorgeheizt),

Garzeit: etwa 30-40 Minuten.

Wedges schmecken als Beilage und auch mal als Snack zwischendurch hervorragend.

73. Käsekartoffeln vom Blech

8 große frisch gekochte Pellkartoffeln
150 g Schafsgouda, gerieben
Pfeffer,
Kümmel
Paprika,
Basilikum
Majoran

1. Die Kartoffeln ungepellt halbieren, dicht nebeneinander mit der Schnittfläche nach oben auf ein gut gefettetes Blech oder in eine ausreichend große gefettete feuerfeste Form setzen.
2. Nach Belieben würzen.
3. Mit dem geriebenen Gouda ca. 10 Minuten bei 250°C Ober- und Unterhitze überbacken.

Dazu schmeckt eine große Schüssel grüner Salat.

74. Kartoffel-Möhreneintopf

Für 4 Portionen

1 kg Kartoffeln
1 kg Möhren
1 Gemüsezwiebel
100 g durchwachsener Speck oder geräucherte Putenbrust, gewürfelt
2 EL Butter oder Margarine
800 ml Gemüsebrühe
1 Prise Rohrohrzucker
Meersalz
Pfeffer
(evtl. 4 Mettenden, nach Geschmack)

1. Kartoffeln und Möhren schälen und in etwa gleich große Würfel schneiden.
2. Die Butter in einem Topf zerlassen und die klein geschnittenen Zwiebeln und den Speck anbraten; Möhren und Kartoffeln hinzugeben und kurz mit anrösten. Mit der Brühe ablöschen. Das Ganze etwa 30 Minuten garen.
3. Das Gemüse mit einem Kartoffelstampfer zerstampfen. Mit Salz, Pfeffer und Zucker abschmecken.

Wenn Mettenden dazu gegessen werden sollen, diese auf das Gemüse legen und die letzen 30 Minuten mitgaren lassen.

75. Kartoffelauflauf

600 – 800 g Kartoffeln
150 g geriebener Käse (Hartkäse, Schaf oder Ziege)
Kräutersalz
Kümmel, nach Geschmack
3 EL gehackte Kräuter nach Geschmack

Eier-Milch:
2 Eier
150 ml Schafsmilch
Kräutersalz
Muskatnuss
Muskatblüte
eine Spur Kümmel
Delikata (Reformhaus)
1 El Butter oder Margarine
Semmelbrösel

1. Aus Eiern, Milch und Gewürzen die Eiermilch herstellen.
2. Kartoffeln waschen, dünn schälen und in dünne Scheiben hobeln.
3. Die Hälfte der Kartoffelscheiben dachziegelartig in eine gebutterte Auflaufform geben und mit etwas Salz, Kümmel und der halben Menge Käse bestreuen. Dann die zweite Lage Kartoffelscheiben darüber geben und ebenfalls salzen und mit Kümmel und der zweiten Hälfte Käse bestreuen.
4. Die Eiermilch darüber gießen, Kräuter, Semmelbrösel und Butterflöckchen obenauf geben.
5. Bei 250°C etwa 40-45 Minuten backen, u. U. die letzten 10 Minuten Backpapier auflegen, damit die Kruste nicht zu trocken wird.

76. Rösti

1 kg Kartoffeln
500 g gemischte Pilze oder Champignons
50 g Butterschmalz (wird meist von Milchallergikern gut vertragen)
1 Zwiebel, fein gehackt
Meersalz
Pfeffer
Petersilie

1. Die gewaschenen Kartoffeln mit kaltem Wasser aufsetzen, zum Kochen bringen und 15 Minuten köcheln lassen, solange, bis sie gerade eben gar sind. Abgießen, etwas abkühlen lassen, pellen und grob reiben.
2. 2 EL Butterschmalz in einer Pfanne erhitzen und die gehackte Zwiebel darin ca. 5 Minuten weich dünsten. Mit den geriebenen Kartoffeln in einer Schüssel vermengen und mit Salz und Pfeffer abschmecken.
3. Die Hälfte des restlichen Butterschmalzes in der Pfanne erhitzen, die Kartoffelmischung einfüllen, leicht andrücken und ca. 10 Minuten bei mittlerer Hitze braten. Die Pfanne gelegentlich rütteln. Das Rösti vorsichtig auf einen Teller gleiten lassen, mit einem zweiten Teller abdecken, wenden, vorsichtig wieder in die Pfanne gleiten lassen und nun die zweite Seite in etwa 7 Minuten goldbraun braten. Herausnehmen und warm stellen.
4. In dem restlichen Butterschmalz die gewaschenen und geputzten Pilze in etwa 10 Minuten weichdünsten, mit Petersilie, Salz und Pfeffer abschmecken, auf dem Rösti verteilen und servieren.

77. Kartoffelplätzchen mit Gemüse

3 Portionen

500 g Kartoffeln
200 g Gemüse, frisches (z.B. Zucchini, Paprika)
1 Zwiebel
Meersalz
Pfeffer
Muskat
Kräuter, gemischte, gehackt nach Geschmack
Fett, pflanzliches, zum Braten

1. Die Kartoffeln mit Schale gar kochen. Abpellen und durch eine Kartoffelpresse in eine Schüssel geben.
2. Das Gemüse und die Zwiebel waschen, putzen bzw. schälen in sehr feine Streifen schneiden oder raspeln. Alles miteinander vermengen und mit den Gewürzen und den Kräutern kräftig abschmecken. Kleine Bratlinge formen und diese portionsweise in heißem Fett von beiden Seiten goldbraun braten. Heiß servieren.

Tipp: Nach Geschmack kann man auch Schinken- oder Salamiwürfel in den Kartoffelteig geben.

78. Kürbisrösti

2 Portionen

300 g Kartoffeln
200 g Kürbisfleisch (Hokkaido oder Butternut)
1 Ei
1 EL Schmelzflocken oder Dinkelmehl
1 Zwiebel
Meersalz
Pfeffer
Muskat
Öl zum Braten

1. Kartoffeln waschen, schälen. Zwiebel pellen. Kürbis und Kartoffeln fein oder grob (je nach Belieben) raffeln und ggf. in einem Sieb etwas auspressen. Die Zwiebel reiben und zusammen mit den übrigen Zutaten hinzufügen. Kräftig abschmecken.
2. Öl in einer beschichteten Pfanne erhitzen und die Masse wie Reibekuchen bei mittlerer Hitze portionsweise von beiden Seiten goldbraun backen.

Tipp: Wer Fett sparen will, kann die Masse auch im Waffeleisen backen.

Dazu schmeckt ein Kräuter-Schafs-Joghurt-Dip.

79. Asiatische Kartoffelpfanne

Für 4 Portionen

1 kg Kartoffeln
750 g Möhren
1 Zucchini
300 g Tofu
etwas Dinkelmehl
1 EL koreanische Paprika-Würzpaste oder Ajvar
1 EL Honig
1 EL Rohrohrzucker
3 EL Sojasauce
Gemüsebrühe, gekörnt
Meersalz, Pfeffer
1 Prise Zimt
Öl (z.B. Sesamöl)

1. Die Kartoffeln und die Möhren putzen und in kleine Streifen schneiden und in wenig Brühe zusammen gar kochen.
2. In der Zwischenzeit den Tofu in schmale Streifen schneiden und in Mehl wenden. Die Zucchini halbieren und ebenfalls in Streifen schneiden.
3. Öl in einer Pfanne erhitzen und die Zucchini darin scharf anbraten. Sie darf ruhig etwas braun werden. Dann den Tofu dazugeben und ebenfalls anbraten. Zum Schluss die gar gekochten Kartoffeln und Möhren abgießen (die Brühe auffangen), dazugeben und kurz mitbraten. Mit Sojasauce ablöschen.
4. Die Hitze reduzieren, die Paprikapaste einrühren, Honig, Zucker, Zimt, Salz und Pfeffer hinzufügen und abschmecken. Wenn das Gericht zu trocken ist, oder droht anzubrennen, Brühe nach Bedarf hinzufügen.

Für Zwischendurch und den gemütlichen Fernsehabend

80. Forellenmousse - Cräcker

150 g Forellenfilet, geräuchert
75 g Schafsjoghurt
½ Salatgurke
4 Scheiben Roggenknäckebrot, geviertelt
Dill, frischer

1. Die Forelle mit der Gabel zerpflücken und mit dem Joghurt verrühren.
2. Die Gurke in 12 gleichdicke Scheiben schneiden und auf je einen Cracker legen.
3. Fischmousse mit einer Sahnespritze auf die Knäckebrotviertel spritzen, mit Dill garnieren. Eventuell noch ein Achtel Cherrytomate oder ein Schnitzchen roten Paprika oder eine Klecks Kaviar dazu.
4. Kühl servieren.

Alternativ kann man auch Makrele oder Räucherlachs verwenden.

81. Käseplätzchen

200 g Schafs-Gouda
je 2 EL fein gehackte Petersilie und Schnittlauch
200 g Haferflocken, fein
¼ l Schafs-Milch
Meersalz und Pfeffer
Dinkelmehl
Butter oder Margarine

1. Den Gouda grob reiben.
2. Petersilie, Schnittlauch, Haferflocken und Milch in einer Schüssel vermischen. Die Masse mit Meersalz und Pfeffer kräftig würzen. Mit feuchten Händen aus dem Teig gut einen Zentimeter dicke Küchlein formen. In Mehl wenden und in heißer Butter (Margarine) goldbraun braten.

82. Mini-Hawaipizza

Für 1 Person

1 rundes Dinkel-Vollkorn-Brötchen
2-4 Scheiben gegarte Hähnchenbrust
2 Scheiben Ananas (Dose, ohne Zucker)
2 Scheiben Schafs-Gouda
2 TL Ketchup, ohne Zuckerzusatz

Brötchen leicht antoasten, auseinanderklappen und jede Hälfte mit Ketchup bestreichen, mit Hähnchenbrust, Ananas und Gouda belegen und im Backofen unter dem Grill überbacken, bis der Käse geschmolzen ist.

83. Tomaten – Rührei mit Salbei

200 g Eiertomaten
4 Eier
1 Zwiebel
Salbeiblätter
Meersalz
Pfeffer
Öl

1. Tomaten überbrühen, häuten und würfeln, Zwiebel und Salbei hacken. Alles in heißem Öl unter Rühren etwa 3 Min. schmoren. Eier aufschlagen, würzen und darüber geben.
2. Bei kleiner bis mittlerer Hitze 5 Minuten stocken lassen.

Dazu passt Schwarzbrot.

84. Geschmorte Austernpilze

500 g Austernpilze
1 Tasse Schafs-Joghurt
2 große Zwiebeln
Olivenöl zum Braten
Kräutersalz
Pfeffer, schwarz
Petersilie, gehackt

1. Pilze waschen, putzen und zerkleinern.
2. Zwiebeln würfeln und in ein wenig Öl glasig dünsten. Die Pilze dazu geben und 15 Minuten schmoren lassen. Den Joghurt dazugeben und unterrühren. Mit den Gewürzen abschmecken.

Dazu passen Kräuterreis oder gebackene Kartoffeln.

85. Bruschetta italiano

500 g Tomaten, aromatische (Strauchtomaten)
½ Bund Basilikum
1/4 Dinkel-Fladenbrot (Unter- oder Oberseite), Rezept 86
1 Zwiebel
2 Knoblauchzehen
Olivenöl
Meersalz
Pfeffer

1. Tomaten so klein würfeln, wie man sie mag und in eine Schüssel geben. Zwiebeln fein würfeln und zu den Tomaten geben.
2. 1 ½ Knoblauchzehen schälen, durch eine feine Presse drücken und ebenfalls in die Schüssel geben, alles vermischen, mit Meersalz und Pfeffer würzen, kurz ziehen lassen und etwas Olivenöl dazugeben.
3. Das Brot mit etwas Olivenöl beträufeln und mit der halben Knoblauchzehe abreiben. Bei 200°C im Backofen backen, bis es schön cross ist (ca. 8 Minuten).
4. Inzwischen den Basilikum fein hacken und mit den Tomaten mischen. Evtl. nochmals abschmecken.
5. Die Tomatenmischung auf das warme Brot geben und sofort servieren.

86. Fladenbrot

500g Dinkelmehl, Type 1050
25 g Hefe
1 Prise Zucker
250 ml lauwarmes Wasser
3 El Olivenöl
2 TL Meersalz
2 EL Schafs-Milch (zum Bestreichen)
Olivenöl
Sesam
evtl. Schwarzkümmel

1. Aus den Zutaten einen geschmeidigen Hefeteig herstellen (ich lasse ihn im Brotbackautomaten kneten und gehen). An einem warmen Ort auf die doppelte Größe aufgehen lassen. Den Teig in die gewünschte Anzahl Laibe teilen und auf Fingerdicke ausrollen (dabei nicht mehr kneten!) und auf ein mit Backpapier belegtes Blech geben und mit den Fingern Dellen hineindrücken. Mit Milch bestreichen, mit Sesam bestreuen und nicht zu zaghaft Olivenöl darüber träufeln.
2. Noch einmal etwas gehen lassen und in der Zwischenzeit den Backofen auf 225°C vorheizen. Die Brote in 20-30 Minuten goldgelb backen.

87. Marinierte Champignons

4 Portionen

400 g kleine frische Champignons
2 Knoblauchzehen
Olivenöl
Rosmarin
Balsamico
Meersalz
evtl. Petersilie, glatt, gehackt

1. Champignons putzen, Knoblauch sehr fein hacken.
2. Olivenöl in einer Pfanne erhitzen, Knoblauch und Rosmarin kurz anbraten, die ganzen Champignons kurz mitbraten. Mit Balsamico und Salz abschmecken, abkühlen lassen und mit der Petersilie garnieren. 1 Tag durchziehen lassen.

Schmeckt mit Fladenbrot oder Baguette zwischendurch als kleine Mahlzeit oder auch als Vorspeise.

88. Rührei mit Pfiff

750g **Pfiff**erlinge
1-2 Schalotten, gehackt
3 Eier
4 EL Schafs-Milch
2 EL gehackte Petersilie
Butter oder Margarine zum Braten
Meersalz

1. Schalotten schälen, hacken.
2. Pilze putzen, waschen, gut abtropfen lassen, große halbieren oder vierteln, kleine ganz lassen. Butter erhitzen und Schalotten und die Pilze darin bei guter Hitze weich dünsten. Petersilie dazugeben.
3. Eier, Milch und Salz verschlagen. Sobald der Pilzsaft verdampft ist, über die Pilze gießen. Unter häufigem Umrühren die Eier fest werden lassen.

Dazu schmeckt Schwarzbrot

89. Datteln im Speckmantel

1 Paket Datteln
1 Paket Schinkenspeck
1 Paket Walnüsse oder Mandeln

1. So viele Datteln wie benötigt werden mit ½ Walnuss oder 1 Mandel gefüllt und mit ½ Scheibe Schinkenspeck umwickelt. Den Speck mit 1 Zahnstocher fixieren und ab damit auf den Grill oder bei 175 Grad in den Backofen bis der Speck schön knusprig ist (ca. 15 Minuten).

Varianten:

- Die Dattel mit einem Stückchen Feta füllen.
- Die Dattel vor der Verwendung einige Stunden in Sherry einlegen.
- Statt Datteln getrocknete Pflaumen verwenden.

90. Meerrettich-Eier (60iger-Jahre Kultrezept)

3 Eier, hart gekocht
2 EL Soja-Sahne
2 EL Mayonnaise
2 EL Meerrettich
½ TL Paprikapulver, edelsüß
½ TL Salz
3 TL Zitronensaft

Die Eier längs halbieren und das Eigelb herausnehmen. Fein mit einer Gabel zerdrücken, mit Mayonnaise, der Sahne und dem Meerrettich vermengen und mit den Gewürzen abschmecken. In die Eierhälften spritzen.
Nach Belieben mit dünnen Streifen von geräucherten Lachs kreuzweise belegen.

91. Überbackene Partyhäppchen

1 Dinkel-Baguette
1 P. Ziegen-Frischkäse
20 Scheiben Kochschinken
300 g geriebener Schafs-Gouda
2 EL Tomatenmark
2 Bund Kräuter, gehackt, Sorte nach Geschmack

1. Baguette in Scheiben schneiden.
2. Doppelrahmfrischkäse, Tomatenmark und gehackte Kräuter verrühren und auf die Baguettescheiben streichen. Jede Scheibe mit Schinken belegen, mit Käse bestreuen und auf einem mit Backpapier ausgelegten Backblech bei 200 Grad ca. 10 Minuten überbacken.

92. Lachs-Gurken-Häppchen

200 g Ziegen-Frischkäse
200 g Lachs, geräuchert
2 EL Mayonnaise
1 Salatgurke
2 TL Zitronensaft
1 EL Zitronenthymianblättchen
1 EL Petersilie, gehackt
1 EL Schnittlauch in Röllchen
ein paar Dillzweige
Meersalz
Pfeffer

1. Frischkäse mit Mayonnaise glatt rühren, Zitronensaft, frische Thymianblättchen, gehackte Petersilie und Schnittlauchröllchen unterrühren. Mit Salz und Pfeffer abschmecken. 1 Minute mit dem Handrührgerät cremig rühren.
2. Räucherlachs in kleine Würfel schneiden und unterrühren.
3. Salatgurke gründlich waschen, in ca. ½ cm dicke Scheiben schneiden. Auf jede Gurkenscheibe 1 TL Käsemasse geben und mit Dill garnieren.

93. TV – Imbiss mit Dip

4 Karotten
1 Kohlrabi
3 Stangen Bleichsellerie
je 1 gelbe, rote und grüne Paprikaschote
Meersalz
Pfeffer

1. Gemüse waschen und putzen. Karotten und Kohlrabi in Stifte und Bleichsellerie in Stücke schneiden, ½ rote Paprikaschote fein würfeln, die übrigen in Streifen schneiden. Auf einem Teller anrichten.

PAPRIKA-DIP

225 g Schafs- oder Ziegen-Quark
1 rote Chilischote
1 TL Paprikapulver, edelsüß
Salz, Pfeffer

Die Chilischote halbieren, entkernen und in feine Ringe schneiden. Mit Quark, den Paprikawürfelchen (siehe oben) und Paprikapulver pürieren, mit Salz und Pfeffer abschmecken.

94. Knusperfladen - zum Knuspern und Knabbern

440 g Dinkelmehl (Type 1050)
2 EL Dinkelgrieß
1 Würfel frische Hefe
1 TL Meersalz
1 TL Rohrohrzucker
1 TL Olivenöl
250 ml Wasser, lauwarm

Zum Bestreuen:
1 EL grobes Salz
2 EL Schwarzkümmel
2 EL Pizza-Gewürz
1 gehackte Knoblauchzehe

1. Mehl mit Salz und Zucker in eine Schüssel sieben. Hefe zerbröseln, in 250 ml lauwarmem Wasser auflösen und mit dem Mehl vermischen. Zugedeckt an einem warmen Ort ca. 30 Minuten gehen lassen.
2. Teig mit den Händen durchkneten und 2 Kugeln formen. Eine Arbeitsfläche oder ein Backbrett mit Grieß bestreuen, die Kugeln zu runden, dünnen Fladen flachdrücken und zugedeckt abermals ca. 15 Minuten gehen lassen.
3. Die Fladen auf ein mit Backpapier ausgelegtes Blech legen, mit Olivenöl bepinseln und nach Wunsch mit den Gewürzen bestreuen.
4. Im vorgeheizten Backofen bei 220 Grad ca. 12 Minuten backen.

Kleines und Feines zu Kaffee oder Tee

95. Sesamkrokant

6 EL Sesam, ungeschält
6 EL brauner Zucker
2 TL Butter oder Margarine

1. Den braunen Zucker in einer beschichteten Pfanne erhitzen und leicht karamellisieren lassen.
2. Sesam und Butter hinzufügen und schnell verrühren.
3. Auf der einen Hälfte eines quadratischen Stückes Backpapier verstreichen, die zweite Hälfte darüber schlagen und mit einem Nudelholz darüber rollen. So entsteht eine glatte Oberfläche. Auskühlen lassen.
4. In kleine Stücke brechen und in einer luftdichten Dose aufbewahren. Ist ca. 2 Wochen haltbar – wenn es nicht schon vorher weggeknabbert wurde.

Tipp: Schmeckt auch sehr gut mit Pistazien, Erdnüssen oder Kürbiskernen.

96. Schneeberger Plinsen

150 g Dinkelmehl, Type 1050
10 g Hefe
¼ L Schafs-Milch
1 Ei
1 Prise Meersalz
1 EL Rohrohrzucker
Butterschmalz zum Ausbacken
Puderzucker zum Bestäuben

1. Die Hefe zerbröckeln und mit etwas warmer Milch verrühren. Die restliche Milch, das Ei, Salz und Zucker unterrühren. Zum Schluss das Mehl unterrühren. Den Teig mit der Küchenmaschine kneten, bis er sich von der Schüssel löst.
2. An einem warmen Ort zugedeckt 30 Minuten gehen lassen.
3. Aus dem Teig kleine Fladen formen und auf einem bemehlten Backbrett nochmals 15 Minuten gehen lassen.
4. Dann in heißem Butterschmalz von beiden Seiten goldbraun backen.
5. Etwas abkühlen lassen und mit Puderzucker bestäuben.

Dazu schmecken Pflaumenmus oder Kompott nach Belieben.

97. Teebrötchen (Scones)

Für etwa 12 Teebrötchen

250 g Dinkelmehl, Type 1050
60 g Butter oder Margarine
1 Ei
120 ml Schafs-Milch
2 TL Backpulver
1 Tl Rohrohrzucker
1 Prise Meersalz

1. Den Backofen auf 200 Grad vorheizen. Ein Backblech mit Backpapier auslegen.
2. Mehl, Backpulver, Zucker, Salz und Butter mit den Händen in einer Rührschüssel verkneten. Ei und Milch zufügen und mit dem Handrührgerät verrühren.
3. Den Teig zu 2 Rollen formen. Mit dem Messer etwa 2 cm dicke Scheiben abschneiden und auf das Backblech legen.
4. Die Teebrötchen auf der mittleren Schiene im Backofen etwa 15 Minuten goldbraun backen und auf einem Kuchengitter auskühlen lassen.

Teebrötchen sind eine alte englische Spezialität. Sie werden am liebsten noch warm aufgeschnitten und mit Butter und Marmelade serviert.

98. Feine Vanillewaffeln

225 g feines Dinkelmehl
300 ml Schafs-Milch
100 g Butter oder Margarine
2 Eier
2 EL Rohrohrzucker
10 g Hefe
1 Msp. Bourbonvanille
1 Prise Meersalz
Pflanzenöl für das Waffeleisen

1. Das Mehl in eine Schüssel sieben, in die Mitte eine Mulde drücken und den Zucker hineingeben. Die Hälfte der Milch leicht erwärmen und die Hefe darin auflösen. Die Hefemilch in die Mulde gießen, mit etwas Mehl bestäuben. Diesen Vorteig ca. 15 Minuten an einem warmen Ort gehen lassen.
2. Die Butter schmelzen und wieder abkühlen lassen. Die Eier trennen. Das Eigelb mit der Butter verrühren, zum Vorteig geben, die restliche Milch und die Vanille hinzugeben und alles zu einem glatten Teig verrühren. Zugedeckt nochmals 30 Minuten gehen lassen.
3. Das Eiweiß mit 1 Prise Salz steif schlagen und vorsichtig unter den Teig heben.
4. Das Waffeleisen erhitzen und dünn mit Öl auspinseln. Aus dem Teig goldbraune Waffeln backen.

Suppen und Eintöpfe

Suppen und Eintöpfe kocht man auf der ganzen Welt. Und noch heute hält man es so wie in alten Zeiten: man gibt in den Topf, was an Zutaten gerade verfügbar ist. Die Suppe unterscheidet sich vom Eintopf nur indem sie mehr flüssige als feste Bestandteile enthält.
Sowohl Suppe als auch Eintopf ergeben eine einfach zubereitete wie sättigende und nahrhafte Mahlzeit, die sich gut im Voraus zubereiten lässt und oft nach ein, zwei Tagen sogar noch besser schmeckt. Genauso ist sie aber – mit den richtigen Zutaten – in Nullkommanichts zubereitet, wenn es einmal schnell gehen muss.
Bei der Zubereitung sind der Phantasie keine Grenzen gesetzt; in Kühl- und Gefrierschrank, Speisekammer und Garten findet sich Vieles, was sich eignet, um ein schmackhaftes, gesundes und nahrhaftes Gericht herzustellen.

99. Bouillon mit grünem Eierstich

250 g pürierter Spinat
4 Eier
½ Tasse Schafs-Milch
2 L Rinderbouillon oder Putenbouillon
Meersalz
Pfeffer
Muskatnuss, gerieben

1. Eier mit Milch und den Gewürzen verquirlen, den Spinat zufügen.
2. Die Mischung in einer kleinen Pfanne bei milder Hitze stocken lassen. In Würfel schneiden und in der Bouillon servieren.

100. Griesklößchensuppe

2 große Eier
180 g Dinkelgrieß
60 g Butter oder Margarine, zimmerwarm
1 L Fleischbrühe
2 Prisen Meersalz
2 Prisen Muskat
etwas fein gewiegten Schnittlauch oder Petersilie

1. Die Eier mit der Butter schaumig rühren, Meersalz, Muskatnuss und Schnittlauch zugeben. Den Grieß einrieseln lassen und alles gut miteinander zu einem geschmeidigen Teig verarbeiten. 30 Minuten ruhen lassen.
2. Mit einem Teelöffel kleine Klößchen abstechen, in die kochende Fleischbrühe geben und darin ungefähr 20 Minuten bei niedriger Temperatur leise köcheln lassen.
3. Erst kurz in eine Schüssel mit kaltem Wasser geben (abschrecken), dann abtropfen lassen und mit heißer Fleischbrühe übergießen.

101. Lauchsuppe

1 L Fleischbrühe
1 Pfund Lauch
1 EL Butter oder Margarine
4 EL Ziegen-Frischkäse mit Kräutern
Meersalz

1. Die äußeren Blätter vom Lauch entfernen und die Stangen der Länge nach durchschneiden. Unter fließendem Wasser gründlich waschen.
2. In feine Streifen geschnitten wird der Lauch in Fett leicht angedünstet, mit 1L heißer Brühe aufgefüllt und 10-15 Minuten bei kleiner Hitze gekocht.
3. Den Frischkäse unter die Suppe rühren. Mit Salz abschmecken.

102. Tomatensuppe

1 L Brühe
2 Pfund reife Tomaten
2 EL Butter oder Margarine
1 Zwiebel
Meersalz
Pfeffer
Thymian
eine Prise Rohrohrzucker

1. Klein geschnittene Tomaten und Zwiebelringe in Fett weichdünsten.
2. Durch ein Sieb in einen anderen Topf passieren, mit Brühe auffüllen und kurz aufkochen.
3. Mit Salz, Pfeffer, Zucker und Thymian würzen

103. Gemischter Gemüseeintopf mit Nudeln

Für 6 Portionen

1200 g gemischtes Suppengemüse (frisch oder TK),
zerkleinert in Würfel oder Ringe
1 Zwiebel, gewürfelt
200 g Dinkelspaghetti
etwas Butter oder Margarine
etwas Tomatenmark
Meersalz
Pfeffer
Paprikapulver und weitere Gewürze und Kräuter
nach Geschmack
1,5L Wasser
Gemüse-Brühe, gekörnte

1. Die Zwiebelwürfel in einem großen Topf in der Butter goldgelb anbraten. Das zerkleinerte Gemüse, das Tomatenmark und die Gewürze/Kräuter dazugeben und leicht anbraten.
1. Dann das Wasser angießen und die Suppe ca. 15-20 Minuten köcheln lassen. Wer mag, kann einen Teil des Eintopfes pürieren, damit er sämiger wird. Die Nudeln in die Suppe geben und ca. 10 Minuten mitkochen lassen, bis sie gar sind.
2. Dann ggf. mit gekörnter Brühe kräftig abschmecken.

104. Böhmische Kartoffelsuppe

4 Portionen

600 g Kartoffeln, mehligkochend
1 Bund Suppengemüse
1 Tütchen getrocknete Steinpilze
1 Zwiebel
1 EL Butter oder Margarine
1 L Rindfleischbrühe
Meersalz
Pfeffer

1. Die getrockneten Steinpilze in etwas Wasser einweichen.
2. Die Kartoffeln waschen, schälen und würfeln, das Suppengemüse waschen, putzen und zerkleinern. Die Zwiebel schälen und hacken.
3. Die Butter in einem Topf zerlassen und die Zwiebel darin goldbraun anrösten. Dann die Kartoffeln und das Gemüse dazugeben und ebenfalls kurz anrösten.
4. Die Brühe angießen und die Steinpilze mitsamt des Einweichwassers zufügen.
5. Die Suppe 30 Minuten leise köcheln lassen. Wenn die Kartoffeln gar sind, alles mit dem Kartoffelstampfer zerkleinern. Das lässt die Suppe sämiger werden. Mit Salz und Pfeffer abschmecken.

Anmerkung: Wegen der Steinpilze sollte die Suppe sofort verzehrt und nicht mehr aufgewärmt werden.
Nach Geschmack kann man zum Schluss noch Wiener Würstchen in der Suppe erhitzen.

105. Indische Linsensuppe

Für 4 Portionen

400 g Linsen, rot
½ Becher Schafsjoghurt
1 Zwiebel
2 Knoblauchzehen
2 EL Öl
1 EL Tomatenmark
1,5 L Gemüsebrühe
1 TL Kreuzkümmel, gemahlen
½ TL Sambal Olek
½ TL Curry
Meersalz, Pfeffer

1. Zwiebeln und Knoblauch würfeln, in Öl anbraten, die Gewürze und das Tomatenmark dazugeben, alles kurz schmoren lassen und dann mit lauwarmer Brühe aufgießen.
2. Die gewaschenen Linsen dazugeben und 20-30 Minuten leicht köcheln lassen. Mit dem Pürierstab oder im Mixer pürieren, dabei den Joghurt mit dazugeben.
3. Die Suppe mit Salz und Pfeffer abschmecken.

Dazu schmeckt selbst gebackenes Fladenbrot mit Ziegen- Kräuterfrischkäse.

106. Kürbissuppe mit geräuchertem Lachs

Für 10 Portionen

1 Kürbis (Hokkaido), ca. 1500g
1 kg Süßkartoffeln
1 L Kokosmilch
1 Paket Räucherlachs (150 g)
1 Zwiebel, mittelgroß
1 L Gemüsebrühe, instant
1 Stückchen Ingwer, frisch
2 Knoblauchzehen
Currypulver
Cayennepfeffer
Öl zum Anbraten
Meersalz
1 Prise Rohrohrzucker
Zitronensaft

1. Den Kürbis schälen und entkernen, Süßkartoffeln, Zwiebel, Ingwer und Knoblauch schälen. Alles würfeln. Lachs in feine Streifen schneiden.
2. Das Öl erhitzen und die Zwiebel darin glasig dünsten, Knoblauchwürfel, Currypulver und Cayennepfeffer zugeben und kurz miträsten. Kürbis, Ingwerwürfelchen und Süßkartoffeln dazugeben und ebenfalls anrösten. Mit Kokosmilch und Gemüsebrühe ablöschen. Die Suppe 20 Minuten köcheln lassen und anschließend pürieren.
3. Den Lachs auf Suppentassen verteilen.
4. Die Suppe mit Salz, Zucker und einem Spritzer Zitronensaft abschmecken, in die Tassen füllen und sofort servieren.

107. Bauerneintopf

500 g Hackfleisch (Rind oder Pute)
1 Gemüsezwiebel
750 g Kartoffeln
750 g Paprikaschoten, bunt
Öl zum Anbraten
¾ L Gemüsebrühe, instant
1 TL Paprikapulver, süß
½ TL Paprikapulver, scharf
1 TL Chinagewürz
Meersalz
Pfeffer
1 EL Tomatenmark

1. Zwiebel häuten und fein würfeln, Paprika waschen, putzen und in Streifen schneiden, Kartoffeln schälen und würfeln.
2. Das Hackfleisch in etwas Öl anbraten, Zwiebel zugeben und glasig werden lassen. Kartoffeln und Paprika zugeben und kurz schmoren lassen. Die Gewürze und das Tomatenmark dazugeben und die Brühe angießen. Umrühren und den Eintopf zugedeckt bei mittlerer Hitze 30-45 Minuten köcheln lassen.
3. Zum Schluss abschmecken und evtl. mit etwas Soja-Sahne verfeinern.

108. Indische Möhrencremesuppe

6 Portionen

1 kg Möhren
1 Tasse Kokosmilch
1 Tasse Soja-Sahne
2 Tl Currypulver
2 TL Brühe, gekörnte
Meersalz
Pfeffer

1. Möhren waschen, schälen, klein schneiden und in Brühe kochen bis sie weich sind. Mit dem Pürierstab pürieren. Wenn die Suppe zu dickflüssig ist, noch etwas Brühe nachgießen.
2. Die Kokosmilch und die Sahne hinzufügen, mit Currypulver, Salz und Pfeffer abschmecken. Alles gut verrühren und auf kleinster Flamme (nicht mehr kochen lassen!) ca. 15 Minuten durchziehen lassen.

Tipp: Zum Servieren angeröstete Mandelblätter auf die Suppe streuen.

109. Afrikanischer Hühnertopf

1 Suppenhuhn (ca. 1,5 kg)
8 Tomaten
150 g Erdnussbutter oder fein gemahlene Erdnüsse
2 Zucchini
125 ml Hühnerbrühe
Meersalz
Pfeffer
Rosmarin

1. Von dem Suppenhuhn die Haut abziehen. Das Huhn zerteilen, die einzelnen Teile abspülen und in einen breiten Topf legen.
2. Die Brühe angießen und langsam zum Kochen bringen.
3. Die Tomaten kreuzweise einritzen, mit kochendem Wasser übergießen, 5 Minuten ziehen lassen, enthäuten und unzerteilt zum Fleisch geben.
4. Aufkochen und zugedeckt bei geringer Hitze ca. 40 Minuten köcheln lassen.
5. Anschließend die Erdnussbutter (Erdnüsse) einrühren und mitköcheln lassen.
6. Mit Salz, Pfeffer und Rosmarin abschmecken.
7. Zucchini waschen, putzen, die Enden entfernen und in kleine Würfel schneiden. Zum Fleisch geben und 10 Minuten mitkochen lassen. Noch einmal abschmecken.

Als Beilage schmeckt Vollkorn-Reis.

Gemüse – und vegetarische Gerichte

110. Möhren-Lauch-Gemüse

500 g Möhren
500 g Lauch
150 g Schafs-Gouda
60 g Butter oder Margarine
Meersalz
Pfeffer
Petersilie

1. Möhren putzen, waschen und in feine Scheiben schneiden. In einem breiten, flachen Topf in der Butter 10 Minuten dünsten.
2. In der Zwischenzeit den Lauch putzen, waschen und in sehr feine Ringe schneiden. Zu den Möhren geben und 5 Minuten mitdünsten.
3. Den Gouda in kleine Würfel schneiden und unter das Gemüse mischen. Mit Salz und Pfeffer würzen. Den Deckel auflegen und den Käse schmelzen lassen.
4. Mit Petersilie bestreuen und servieren.

Schmeckt gut zu einem kräftigen Roggenbrot.

111. Gebackener Schafskäse zum süchtig werden

1 Portion

1 Scheibe Schafskäse (Feta), wenn möglich eingelegt
2 Tomaten
1,5 Paprikaschote rot oder gelb
1 Peperoni, mild
1 EL Olivenöl
2 EL Kräuter der Provence oder getrocknetes Basilikum
2 Schalotten (kleine Zwiebeln)
1 Knoblauchzehe

1. Den Schafskäse in eine feuerfeste Form legen. Olivenöl, Salz Pfeffer und Kräuter darüber verteilen.
2. Die Tomaten achteln, Schalotten, Knoblauchzehe und Paprika sehr fein würfeln und über und um den Schafskäse herum verteilen. Als letztes die Peperoni klein schneiden und ebenfalls zufügen. 20 Minuten bei 200°C im Backofen backen.
3. Mit Dinkel-Fladenbrot oder Dinkel-Toastbrot servieren.

112. Überbackene Möhren

500 g Möhren
50 g geriebener Hartkäse (Schaf oder Ziege)
¼ L Wasser
1 Gemüsezwiebel
1 Knoblauchzehe
Meersalz
Pfeffer
Muskatnuss
Muskatblüte
Kräuter: Liebstöckel, Petersilie, Sellerieblatt
Butterflocken

1. Möhren waschen, dünn schälen und in 2 cm dicke Scheiben schneiden.
2. Zwiebel grob würfeln, Knoblauch hacken und zusammen mit den Möhren in dem Wasser bei mittlerer Hitze schonend bissfest garen.
3. Gemüse ohne Flüssigkeit in eine gebutterte Auflaufform geben, die Gewürze darüberstreuen und mit einer Gabel vorsichtig untermengen.
4. Das Gemüse mit dem geriebenen Käse bestreuen und Butterflöckchen darauf verteilen. Bei 220°C ca. 10 Minuten im Backofen überbacken. Gehackte Kräuter vor dem Servieren über das fertige Gericht streuen

Schmeckt zu Pellkartoffeln oder irgendeiner anderen Kartoffelzubereitung.

113. Grünkernfrikadellen

100 g Grünkernmehl
1 Ei
100 g Schafs-Gouda, grob geraffelt
1 Zwiebel
3/8 L Gemüsebrühe
1 Lorbeerblatt
Majoran
Senf
Petersilie
Kräutersalz
Paprika edelsüß
Öl/Butter (Margarine) zum Braten

1. Zwiebel fein würfeln und in Butter hellgelb dünsten.
2. Grünkernmehl in Gemüsebrühe einrühren, mit Lorbeerblatt aufkochen, die Platte ausschalten und unter Rühren 10 Minuten auf der heißen Platte ausquellen lassen. Abkühlen lassen.
3. In die abgekühlte Masse Ei, Gouda und Gewürze geben und alles gründlich vermischen.
4. Aus der Masse mit nassen Händen kleine Frikadellen formen, in Grünkernmehl wenden und im Butter/Öl-Gemisch von beiden Seiten hellbraun braten.

Dazu schmecken Blatt- oder Feldsalat.

114. Maiskolben

Zarte Maiskolben (1 pro Person)
Butter (Margarine)
Kräutersalz

1. Die Maiskolben von Blättern und Haaren befreien.
2. In Butter rundum gar braten oder grillen und mit wenig Kräutersalz bestreuen.

115. Maronen in Kräuterbutter

2 kg Esskastanien
Kräuterbutter (Margarine mit frischen Kräutern vermengt)

1. Kastanien kreuzweise einschneiden. Auf ein Backblech geben und ca. 10-15 Minuten bei 200°C backen. So heiß wie möglich schälen und mit zerlassener Kräuterbutter servieren.

Schmeckt sehr gut und ist eine komplette Mahlzeit zum Sattessen.

116. Gemüsepfanne

Gemischtes Gemüse der Jahreszeit (z.B. Paprika,
Lauch, Gemüsezwiebeln, Sellerie,
Petersilienwurzel, Pastinaken, Möhren,
Kohlrabi, Rosenkohl, Blumenkohl, Brokkoli)
1 Becher Schafs-Joghurt
4 - 5 EL Öl oder Wasser
Kräutersalz
Pfeffer
Cayennepfeffer
Kümmel, gemahlen
Piment
Muskatblüte
Basilikum

1. Gemüse der Jahreszeit grob zerkleinern.
2. Öl oder Wasser in eine große Pfanne mit Deckel geben, das Gemüse in die noch kalte Pfanne legen, obenauf machen sich dicke Tomatenscheiben und/oder ganze Champignonköpfe gut.
3. Deckel der Pfanne schließen, auf Stufe 2 anheizen. Erscheint eine Dampffahne, den Elektroherd auf Stufe ½ zurückschalten. Etwa 15 bis maximal 20 Minuten dünsten lassen. Heben Sie bitte zu keinem Zeitpunkt den Deckel hoch! (großer Duft- und Aromaverlust!)
4. In der Zwischenzeit Joghurt und Gewürze zu einer Sauce verrühren. Erst vor dem Servieren Deckel der Pfanne abnehmen, Sauce über das Gemüse verteilen, nicht umrühren. Schnittlauchröllchen auf das Kunstwerk streuen. Gemüse in der Pfanne servieren.

117. Jugoslawische Pita

500 g Dinkel-Mehl, Type 1050
200 g Blattspinat
150 g Fetakäse
3 Eier
1 TL Meersalz
Olivenöl

1. Aus Mehl, Salz und Wasser einen weichen, nicht mehr klebrigen Teig kneten. 3 Kugeln daraus formen und zu 1 cm hohen Fladen drücken. Mit reichlich Öl bestreichen und 30 Minuten ruhen lassen.
2. In der Zwischenzeit den Spinat waschen, trocken schleudern, von den Stielen befreien und kein schneiden. Die Eier trennen und das Eiweiß zu Schnee schlagen. Den zerbröselten Feta und die Eigelbe mit dem Spinat vermischen.
3. Die Fladen auf einer Tischdecke ausziehen. Immer am Rand etwas mehr ziehen, bis der Teig so dünn ist, dass man die Zeitung dadurch lesen kann.
4. Entlang eines Teigrandes ein Drittel der Spinatfüllung und des Eischnees verstreichen. Den gesamten Teig etwas mit Öl besprenkeln. Den Teigrand über die Füllung schlagen und mit Hilfe der Tischdecke eine Rolle formen. Mit den beiden anderen Teigkugeln ebenso verfahren. Die 3 Teigrollen auf einem geölten Backblech so aneinanderlegen, dass eine Schnecke entsteht.
5. 45 Minuten bei 200°C Ober- Und Unterhitze backen. Wenn die Pita goldbraun ist, herausnehmen und mit etwas Schafs-Milch besprenkeln. Sofort mit einem feuchten Geschirrtuch 5 Minuten lang abdecken, dann ist sie weich und knusprig zugleich.

118. Ananaskraut

500 g Sauer- oder Weinkraut
3 EL Weißwein
200 g Ananasstücke (Dose, im eigenen Saft)
1 Zwiebel
2 EL Pflanzenöl
1 Gemüse-Brühwürfel
Meersalz
Pfeffer, weiß

1. Geschälte Zwiebel würfeln und in Fett goldgelb braten. 2/3 des Sauerkrauts, Weißwein und evtl. einen Schuss Wasser dazugeben und das Gemüse 20 Minuten garen (wenn man es lieber weicher mag, auch länger).
2. Das restliche rohe Sauerkraut fein hacken und zusammen mit den etwas zerkleinerten Ananasstücken ins Kraut mischen.
3. Mit Salz und Pfeffer kräftig abschmecken.

Dazu schmeckt Kartoffelpüree oder ein kräftiges Roggenbrot.

119. Spargel mit Schinkenrührei

500 g Spargel
4 Eier
4 Scheiben Kochschinken
2 EL Butter
Meersalz
etwas Rohrohrzucker
Paprikapulver
Schnittlauch

1. Spargel waschen, schälen, bündeln und in etwa 30-40 Minuten bei schwacher Hitze in einem „Bett“ aus seinen Schalen in Zucker-Salzwasser kochen. Spargel warm stellen.
2. Eier mit den Gewürzen, 4 EL Wasser und fein gehacktem Schinken verquirlen. Butter in einer Pfanne erhitzen und die Eier darin zum Stocken bringen. Das Rührei über den Spargelstangen anrichten und den fein gehackten Schnittlauch darüber streuen.

Nudelsaucen

120. Einfache Tomatensauce

40 g Butter oder Margarine
1 mittelgroße Zwiebel
40 g Dinkel-Mehl
100 g Tomatenmark
½ l Gemüse-Brühe
Meersalz
Rohrohrzucker
Thymian
Oregano

1. Die Butter (Margarine) erhitzen, die Zwiebel fein schneiden und in der Butter goldgelb dünsten.
2. Mehl hinzufügen und anschwitzen, mit der Brühe unter ständigem Rühren ablöschen.
3. Das Tomatenmark einrühren und die Sauce mit den Gewürzen abschmecken.

Auf diese Weise kann man mit den entsprechenden Zutaten Senf-, Meerrettich- und Kräutersaucen zubereiten.

121. Gekochte Tomatensauce

1 Zwiebel
1 Dose geschälte Tomaten, (425ml)
½ Bund frischen Basilikum
2 Knoblauchzehen
1 EL Butter (Margarine)
1 EL Olivenöl
1 kleine Dose Tomatenmark (70g),
2 kleine Lorbeerblätter
1 TL Rohrohrzucker
Meersalz
schwarzer Pfeffer

1. Zwiebel und Knoblauchzehen fein hacken, in Butter und Olivenöl goldgelb braten.
2. Die restlichen Zutaten und Gewürze hinzufügen.
3. Die Sauce nur etwa 5 Minuten kochen. Dann die Lorbeerblätter herausnehmen. Die Sauce mit dem Mixstab pürieren.

Fertig ist die Sauce.

122. Rohe Tomatensauce

2 Dosen geschälte Tomaten (je 450ml)
½ Bund frischen Basilikum, Salbei oder Estragon
1 EL geriebenem Käse (nach Belieben Feta oder Schafs-Gouda)
2 Knoblauchzehen
Meersalz
frisch gemahlenen Pfeffer
1 Prise Rohrohrzucker

1. Die Tomaten in ein Sieb schütten und abtropfen lassen. Dann aufschneiden und die Kerne und den Stielansatz entfernen, in den Mixer geben.
2. Knoblauchzehen pressen. Kräuter hacken, Salz, Pfeffer und Zucker zusammen mit dem Knoblauch und den Kräutern in den Mixer geben und alles gründlich vermischen.
3. Die Sauce sollte mindestens zwei Stunden ziehen. Serviert wird sie mit sehr heißen Spaghetti und dem geriebenen Käse.

Eine vitaminreiche und zugleich sehr kalorienarme Nudelsauce.

Ein Mann ohne Frau
ist wie Spaghetti ohne Parmesan.
Aus Italien

123. Italienisches Pesto

Auch diese Sauce wird kalt angerührt und gegessen. Das berühmte italienische Pesto wird stets aus Olivenöl, Knoblauch, Parmesan, Pinienkernen und viel frischem Basilikum zubereitet.
Hier sind die Zutaten des Originalrezeptes:

3 Tassen (frische!) Basilikumblätter (20 Stiele)
20 g Pinienkerne
1/2 Tasse geriebenen Parmesankäse (alternativ Hartkäse von Schaf oder Ziege)
2-3 Knoblauchzehen
½ Tl Meersalz
1 Tasse kalt gepresstes Olivenöl

Basilikumblätter waschen und mit einem sauberen Küchentuch trockentupfen und zusammen mit den Knoblauchzehen und den Pinienkernen im Mixer oder Mörser möglichst fein zerkleinern. Salz und Öl und zum Schluss den geriebenen Käse dazugeben.

Pesto kann man gut in verschlossenen (Marmeladen-) Gläschen mehrere Wochen im Kühlschrank aufbewahren. So hat man immer einen vorzüglichen Saucenvorrat, den man nur noch unter die frisch gekochten Nudeln mischen muss.
Man benötigt von dieser Sauce nur 2-3 Teelöffel pro Portion.

124. Walnusspesto

2 Tassen frische Kresse
10 Walnusshälften
2 EL geriebenen Schafs- oder Ziegenkäse, nach Belieben
2-3 Knoblauchzehen
1 Tasse Olivenöl
½ TL Meersalz

(wie beim italienischen Pesto zubereiten.)

125. Trauben – Cassis – Sauce

4 Portionen

200 g Weintrauben, kernlose
¼ L Traubensaft, rot
3 EL Johannisbeerlikör (Cassis)
1 EL Johannisbeergelee
¼ L Hühnerbrühe, instant
1 EL Butter (Margarine)
Meersalz
Pfeffer aus der Mühle
Zitronensaft

1. Traubensaft und Hühnerbrühe in eine Pfanne geben, aufkochen und auf 1/3 einkochen lassen. Gewaschene Trauben, eventuell halbiert, Cassis und Johannisbeeregelee unterrühren und nochmals aufkochen lassen. Ggf. mit Saucenbinder binden, mit Salz und Pfeffer und Zitronensaft abschmecken.

Dazu schmecken Schupfnudeln und geschmorte Hühnerbrüstchen.

126. Sauce Chavroux

600 g Tomaten
150 g Chavroux (Ziegenfrischkäse) mit Kräutern
2 Knoblauchzehen
1 TL Kräuter der Provence
Meersalz
Pfeffer, weiß
Olivenöl

1. Die Tomaten überbrühen, häuten und klein würfeln. Den Knoblauch schälen und fein hacken.
2. Öl in einem Topf erhitzen. Den Knoblauch darin glasig werden lassen. Die Tomaten und die Kräuter hinzufügen und alles bei mittlerer Hitze unter gelegentlichem Rühren einkochen lassen.
3. Den Käse unter die Tomatensauce rühren, mit Salz und Pfeffer abschmecken.

Dazu passen Bandnudeln.

127. Tomaten-Fleisch-Sauce

600 g Tomaten
2 -3 Hähnchenschnitzel
2 Zwiebeln
je 1 Zweig Oregano und Majoran
Olivenöl
Meersalz
Tabasco

1. Tomaten überbrühen, häuten und klein würfeln. Zwiebel schälen, fein würfeln. Schnitzel in Streifen schneiden.
2. Fleisch in Öl rundherum braun anbraten. Zwiebeln dazugeben und mitbraten lassen bis sie goldbraun sind.
3. Oregano und Majoran waschen, Blätter abzupfen und zusammen mit den Tomaten zum Fleisch geben. Alles ca. 5 Minuten schmoren und mit Salz und Tabasco abschmecken.

Dazu passen Spaghetti.

Nudelgerichte

128. Nudelomelette

2 Portionen

250 g Dinkelvollkornnudeln
4 Eier
1 Tomate, gewürfelt
100 g Schafs-Gouda, gerieben
Meersalz
Pfeffer
Chilipulver
Butter zum Braten

1. Die Nudeln nach Packungsanweisung bissfest kochen und abgießen.
2. In der Zwischenzeit die Tomate waschen und würfeln, Eier mit dem geriebenen Käse verquirlen und mit Salz, Pfeffer und Chilipulver würzen.
3. Nun alle Zutaten zusammen in eine Schüssel geben und vermischen und anschließend in eine heiße gefettete Pfanne geben. Das Omelette bei milder Hitze stocken lassen, in zwei oder vier Teile teilen und wenden. Von beiden Seiten goldbraun backen.

Varianten:

- frische oder getrocknete Kräuter nach Belieben hinzufügen (z.B. Schnittlauch, Basilikum)
- statt Tomate, Porree und Schinken verwenden
- oder Salami, Pilze und Knoblauch

129. Salbeinudeln

150 g Schafs-Gouda, gerieben
200 g Dinkelbandnudeln
10 frische Salbeiblätter (oder 1TL getrocknete)
2 EL Butter
Pfeffer, grob gemahlen

1. Die Nudeln in reichlich Salzwasser so lange kochen, dass sie noch Biss haben.
2. Inzwischen die Salbeiblätter von den Stängeln zupfen und streifig schneiden oder getrocknete Blätter in der Hand zerreiben.
3. Die Butter in einer Pfanne erhitzen, die Salbeiblätter anrösten.
4. Die Bandnudeln abgießen, sofort zum Salbei in die Pfanne geben. Kurz darin schwenken. In einer Schüssel mit dem geriebenen Käse vermengen. Mit grob gemahlenem Pfeffer würzen.

130. Nudeln mit Rührei und Schinken

500 g Dinkelnudeln
300 g gekochter Schinken
6 Eier
200 g Schafs-Gouda, gerieben
Meersalz
Butter zum Braten

1. Nudeln in Salzwasser kochen.
2. Währenddessen den Schinken würfeln, in einer Pfanne in etwas Butter anbraten, die fertig gekochten, abgetropften Nudeln dazugeben, die verschlagenen Eier darüber gießen, alles vermischen und unter Rühren backen, bis die Eier fest werden.
3. Zum Schluss den geriebenen Käse unterheben und sofort servieren.

Dazu schmecken ein frischer grüner Salat oder Tomatensalat.

131. Gnocchi – Zucchini - Pfanne mit Feta

Für 2 Portionen

500 g Gnocchi (selbst hergestellt aus Dinkelgries, s. Rezept Nr. 136)
1 große Zucchini
3 mittelgroße Tomaten
100 g echter Feta (Schaf)
1 Zwiebel
1 Knoblauchzehe
1 TL Oregano
1 EL Petersilie
Meersalz
Pfeffer
gekörnte Brühe
1 EL Olivenöl

1. Gnocchi in reichlich siedendem Salzwasser garen.
2. Währenddessen Tomaten und Zucchini grob würfeln, Zwiebel und Knoblauch fein hacken. Schafskäse zerkrümeln, hacken.
3. Öl in der Pfanne erhitzen, Zwiebel und Knoblauch darin anbraten, Zucchini auf größter Hitze ca. 3 Minuten kräftig mit anbraten, etwas Wasser hinzufügen und bei mittlerer Hitze ungefähr 8 Minuten dünsten. Mit Salz, Pfeffer und Brühe vorsichtig abschmecken. Nun Tomaten, Schafskäse und Kräuter zufügen. Alles gut umrühren, damit eine gebundene Masse entsteht. Nochmals abschmecken und zum Schluss die Gnocchi unterheben.

132. Bandnudeln rot – weiß - grün

1 Bund Lauchzwiebeln
1 Stange Porree
250 g Cherrytomaten oder kleine Tomaten
250 g Dinkel-Bandnudeln
Meersalz
Öl

1. Die Lauchzwiebeln und den Porree putzen, waschen und in Ringe schneiden.
2. Aus den Tomaten den Stielansatz herausschneiden. Die Tomaten mit kochendem Wasser überbrühen, 5 Minuten darin liegen lassen, abschrecken und die Häute abziehen. Tomaten vierteln.
3. Nudeln in kochendem Salzwasser 10 Minuten garen. Dann abgießen.
4. Öl erhitzen und Lauchzwiebeln und Porree andünsten, die Tomaten dazugeben, mit Salz würzen und das Gemüse im geschlossenen Topf bei schwacher Hitze weitere 8-10 Minuten dünsten.
5. Die Nudeln unter das Gemüse mischen und alles nochmals erhitzen.

133. Schwäbische Spätzle

250 g Dinkelmehl, Type 1050
2 Eier (Größe M)
40 g Butter (Margarine)
½ gestr. Tl Salz
etwa 5 El Wasser
3 Tl Salz

1. Mehl in eine Rührschüssel sieben. Eier, Salz und etwa 5 El Wasser dazugeben. Den Teig solange rühren, bis er Blasen wirft.
2. 3 L Wasser mit 3 TL Salz zum Kochen bringen und den Teig portionsweise mit einem Spätzlehobel oder durch eine Spätzlepresse in das kochende Wasser geben und ca. 3-5 Minuten kochen. Sie sind gar, wenn sie an der Oberfläche schwimmen.
3. Die garen Spätzle mit der Schaumkelle aus dem Wasser nehmen, in einem Sieb kurz abtropfen lassen.
4. Butter in einer Pfanne bräunen und die Spätzle darin schwenken.

Spätzle schmecken als Beilage zu Gulasch, Geschnetzeltem oder Rinderbraten oder ohne Fleisch zu einem gemischten Salat.

Varianten:

Spätzle mit gebräunten Zwiebeln. Dafür 3 Zwiebeln abziehen, in Ringe schneiden, in zerlassener Butter bräunen und vor dem Servieren über die Spätzle geben.

Käsespätzle. 150 g geriebenen (Schafs-)Käse unter die fertigen Spätzle mischen, in einer gefetteten Auflaufform 20 Min. bei 200 Grad überbacken. Anschließend mit gebräunten Zwiebelringen bestreuen und mit einem gemischten Salat als Hauptgericht servieren.

134. Fettuccine con Tonno (Bandnudeln mit Thunfisch)

1 Dose Thunfisch in Olivenöl (200g)
250 g reife Tomaten, enthäutet und geschnitten
375 g Dinkelbandnudeln
1 Knoblauchzehe, zerdrückt
2 EL Petersilie, gehackt
1/8 L Hühnerbrühe
Meersalz
schwarzer Pfeffer aus der Mühle

1. Thunfisch gut abtropfen lassen, das Öl auffangen. Das Öl mit der Knoblauchzehe in einen Topf geben und 2 Minuten erhitzen. Tomaten und Petersilie zufügen und kochen, bis die Tomaten beginnen, weich zu werden.
2. Thunfisch zerpflücken und mit der Hühnerbrühe zugeben. Mit Meersalz und Pfeffer abschmecken und ungefähr 15 Minuten weiter köcheln lassen.
3. In der Zwischenzeit die Bandnudeln nach Vorschrift kochen, abgießen, gut abtropfen lassen und in eine Servierschüssel geben. Die Sauce darüber geben und untermischen. Sofort servieren.

135. Maccheroni con Pomodori (Makkaroni mit Tomaten)

4 Scheiben Schinkenspeck
800 g Tomaten, gehäutet und gewürfelt oder 1 große Dose Tomaten
250 g kurze Dinkel-Makkaroni
50 g geriebener Käse (Ziege oder Schaf)
2 EL Olivenöl
1 große Zwiebel, fein gehackt
2 Knoblauchzehen, zerdrückt
1 kleine Peperoni entkernt und fein gehackt
1 TL Rohrohrzucker
Meersalz

1. Öl in einem Topf erhitzen, Zwiebel, Knoblauch, Peperoni und den gewürfelten Speck dazugeben, 10 Minuten bei milder Hitze schmoren, dabei gelegentlich umrühren.
2. Tomaten (mit der Flüssigkeit), Zucker und Salz nach Geschmack dazugeben, zum Kochen bringen, dabei umrühren und zugedeckt 20 Minuten schwach kochen lassen.
3. In der Zwischenzeit die Maccheroni in Salzwasser gar kochen, abgießen und gut abtropfen lassen.
4. In eine gefettete Auflaufform abwechselnd Schichten von Maccheroni, Sauce und Käse einfüllen, die letzte Schicht muss Käse sein.
5. Sofort servieren oder zugedeckt 20-30 Minuten in den auf 140 Grad vorgeheizten Backofen stellen und den Käse schmelzen lassen.

136. Römische Gnocchi

1 L Schafs-Milch
250 g Dinkelgrieß
2 Eier
150 Hartkäse, frisch gerieben (Schaf oder Ziege)
5 El Butter
Meersalz
½ TL geriebene Muskatnuss
Butter für die Form

1. Die Milch zum Kochen bringen. Den Grieß unter ständigem Rühren langsam einrieseln und bei sehr schwacher Hitze 20 Minuten quellen lassen.
2. Den Topf vom Herd nehmen, die Eier und 3 EL Butter in den Grießbrei einrühren. Mit Salz und Muskat abschmecken.
3. Ein Kuchenblech mit kaltem Wasser abspülen oder mit Backpapier auslegen, den Griesbrei gut 1 cm dick darauf streichen und kalt werden lassen.
4. Eine flache Auflaufform mit Butter einfetten und mit etwas Hartkäse bestreuen. Den Backofen auf 220 Grad vorheizen.
5. Aus dem Grießteig mit einem Teelöffel runde Nocken ausstechen. Die Gnocchi abwechselnd mit dem geriebenen Parmesan in die Form schichten. Die restliche Butter zerlassen und über die Nocken träufeln. Das Gericht auf der obersten Schiene des Ofens in etwa 10 Minuten goldgelb überbacken.
6. Dazu passt hausgemachte Tomatensauce und eine große Schüssel grüner Salat.

137. Schmackefatz

250 g Dinkelhörnchen oder –spiralen
100 g Rosinen
3 Eier
250 g Ziegen-Quark
100 g Butter (Margarine)
100 g Rohrohrzucker
1 Msp. Bourbonvanille
abgeriebene Schale von 1 unbehandelten Zitrone
Butter für die Form

1. Die Nudeln in kochendem Salzwasser nicht zu weich kochen, in ein Sieb gießen, mit lauwarmem Wasser abbrausen und gut abtropfen lassen.
2. Die Rosinen waschen und auf einem Küchenkrepp trocken.
3. 75 g Butter mit dem Zucker, der Vanille und der Zitronenschale schaumig rühren. Die Eier in Eigelb und Eiweiß trennen. Ein Eigelb nach dem anderen in die Butter-Zucker-Mischung rühren. Zum Schluss den Quark und die Rosinen untermengen.
4. Eine Auflaufform buttern, den Backofen auf 200 Grad vorheizen.
5. Die Nudeln mit der Quarkmasse mischen, das Eiweiß zu Schnee schlagen und locker unterziehen.
6. Den Schmackefatz in die Form füllen, die restliche Butter in Flocken darauf setzen und den Auflauf in der Mitte des Backofens in ca. 30 Minuten goldbraun backen.

138. Mangold-Spaghetti

2 EL Pinienkerne
250 g Dinkelspaghetti
600 g Mangold
300 g Kirschtomaten
2 Schalotten (oder kleine Zwiebeln)
2 Knoblauchzehen
4 El Olivenöl
Pfeffer
Meersalz
1 Tl getrockneter Oregano
evtl. 4 El frisch geriebener Schafs-Gouda

1. Die Pinienkerne in einer beschichteten Pfanne kurz anrösten und abkühlen lassen.
2. Die Nudeln nach Packungsangabe in Salzwasser bissfest garen.
3. Inzwischen den Mangold waschen und putzen. Die Stiele klein würfeln und die Blätter in Streifen schneiden und hacken. Tomaten waschen und halbieren. Schalotten und Knoblauchzehen schälen und fein hacken.
4. Das Öl in einem Topf erhitzen, Schalotte, Knoblauch und Mangoldstiele ca. 3 Minuten darin andünsten. Mangoldblätter und Tomaten dazugeben, mit Salz, Pfeffer und Oregano würzen und weitere 3 Minuten dünsten. Die Nudeln abgießen und abtropfen lassen. Mit dem Gemüse und den Pinienkernen vermischen. Nach Geschmack mit Käse bestreuen.

139. Süße Bandnudeln

250 g Dinkelbandnudeln
100 g Mandeln, gehobelt
750 g reife, süße Aprikosen
100 g Honig
50 g Butter (Maragarine)
3 Msp. Bourbonvanille

1. Die Aprikosen waschen, halbieren, entsteinen und längs in je 4-5 Schnitze schneiden.
2. Die gehobelten Mandeln, den Honig und die Butter in eine geräumige Pfanne geben, die zerkleinerten Aprikosen zugeben, die Vanille darüberstreuen und alles zugedeckt bei schwacher Hitze unter gelegentlichem Wenden in 5-10 Minuten weich dünsten.
3. Inzwischen die Nudeln nach Vorschrift gar kochen und abtropfen lassen. Dann mit der Aprikosensauce mischen.

140. Griechische Käsenudeln

250 g Hirsenudeln
750 g Fleischtomaten
250 g Zucchini
200 g Schafskäse (Feta)
1 Zwiebel
1 El Olivenöl
Pfeffer
Meersalz
Thymian
Knoblauchpulver
Basilikum
etwas Butter für die Form

1. Die Nudeln nach Anweisung in reichlich Salzwasser gar kochen.
2. Inzwischen den Käse reiben.
3. Die Tomaten und die Zucchini grob und die Zwiebel fein würfeln, in Olivenöl anbraten und in ca. 5 Minuten gar dünsten. Mit den Gewürzen und Kräutern pikant abschmecken.
4. Die fertigen Nudeln abgießen und im Wechsel mit der Gemüsemischung und dem Käse in eine gebutterte Auflaufform schichten. Mit dem Käse abschließen.
5. Bei 200 Grad im Backofen 15 Minuten überbacken.

141. Nudeln „chinesisch“

400 g Dinkel-Spaghetti
600 g Hackfleisch (Rind oder Pute)
2 Stangen Lauch
200 g Champignons
1 kleine Zwiebel
Meersalz
Chinagewürzmischung
Sojasauce

1. Den Lauch waschen, putzen, das dunkelgrüne Laub entfernen und Ringe schneiden. Die Champignons putzen und in Scheiben schneiden. Die Zwiebel pellen und würfeln.
2. Nudeln in Salzwasser bissfest garen.
3. In der Zwischenzeit das Hackfleisch mit der Zwiebel und dem Chinagewürz in einer Pfanne anrösten, dann Lauch und Champignons zugeben und einige Minuten mitbraten.
4. Die fertigen Nudeln abgießen und gut abtropfen lassen, zum Fleisch in die Pfanne geben und untermischen. Mit Sojasauce und evtl. noch etwas Salz und Chinagewürz pikant abschmecken.

Hits für Kids

Süßes

142. Pfannkuchen

3 Eier
200 g Dinkelmehl, Type 1050
250 ml Schafs-Milch
1 Prise Salz
evtl. 1-2 EL Rohrohrzucker
Bourbonvanillepulver
Butter oder Margarine

1. Eier trennen. Eigelb mit Mehl mischen und mit Milch, Salz, Zucker und Bourbonvanillepulver verrühren. Den Teig 1 Stunde quellen lassen.
2. Kurz vor dem Backen die 3 Eiweiß schlagen und vorsichtig mit dem Schneebesen unter den Teig heben. So werden die Pfannkuchen schön locker und luftig.
3. Butter in der Pfanne zerlassen. Mit einer Schöpfkelle bei mittlerer Hitze Teig in die Pfanne geben.
4. Den Pfannkuchen von der einen Seite goldbraun backen und wenn er weitestgehend fest geworden ist mit einem großen Pfannenwender vorsichtig umdrehen und auch von der anderen Seite braun backen.

Für süße Pfannkuchen: Apfelscheiben oder Kirschen oben draufgeben.
Für deftige Pfannkuchen: Schinken oder Speck oder Tomatenscheiben oder Salamischeiben oben draufgeben.

143. Crêpes

Crêpes sind die elegante, französische Antwort auf den Pfannkuchen. Sie sind hauchdünn und werden in Crêperien auf einer sehr heißen Eisenplatte mit einem besonderen Holzschaber hergestellt.
Aber auch wenn Sie kein spezielles Gerät für das Backen haben, brauchen Sie nicht auf Crêpes zu verzichten. Es geht auch in einer Pfanne.

Für etwa 8 Crêpes stellen Sie aus:

3 Eiern,
120 g Dinkelmehl
250 ml Schafs-Milch,
1 Prise Salz
evtl. etwas Rohrohrzucker

1. einen dünnflüssigen Teig her. Zum Braten so wenig Butter (Margarine) wie möglich verwenden. Am besten mit einem Backpinsel nur wenig Butter in einer beschichteten Pfanne verteilen.
2. Die Pfanne erhitzen, von der Herdplatte nehmen. Mit der Schöpfkelle wenig Teig hineingeben und die Pfanne sofort drehen und schwenken, damit sich der Teig gleichmäßig darin verteilt. Dann die Pfanne wieder auf die Kochplatte stellen und von beiden Seiten backen.

Crêpes lassen sich auf hunderterlei Weise süß oder salzig, deftig oder zart füllen - Der Phantasie sind da keine Grenzen gesetzt. Es gibt kaum etwas Essbares, was sich nicht als Füllung anbietet.
Lecker sind sie auch ganz einfach mit selbst gemachter Marmelade.

Wie beginnt ein schottisches Rezept für Omeletts?
„Man leihe sich drei Eier....“

144. Holländischer Butterkuchen

250 g Dinkelmehl
1 kleines Ei
200 g Rohrohrzucker
225 g Butter (Margarine)
1 Prise Meersalz
etwas Milch zum Bestreichen.

1. Mehl, Salz und Zucker auf die Arbeitsfläche häufen. In die Mitte eine Vertiefung drücken, dahinein das Ei geben. Die klein geschnittene Butter rundherum setzen. Alle Zutaten zuerst mit einem großen Messer durchhacken, anschließend mit den Händen zu einem Teig verkneten. In eine gebutterte Springform drücken (Durchmesser 22-24 cm). Mit Milch bepinseln und auf die Oberfläche des Kuchens mit einer Gabel ein gleichartiges Streifenmuster ziehen.
2. Den Kuchen bei 200°C (Ober- und Unterhitze) in 20-25 Minuten goldbraun backen.

145. Milchreis mit Kokos und Mango

Für 4 Personen

800 mL Reismilch
250 g Milchreis
20 ml Kokosmilch
1 reife Mango
1 Päckchen Bourbonvanillezucker
1 Prise Meersalz
1 TL geriebene Zitronenschale

1. Milch, Vanillezucker und Salz in einen großen Kochtopf geben. Er muss so groß sein, dass man den Reis gut umrühren kann – er brennt sonst leicht an.
2. Milch vorsichtig aufkochen lassen. Reis einrühren, Milch noch einmal aufkochen. Kokosmilch zugießen. Zitronenschale zugeben. Alles auf niedrigster Hitze etwa 40 Minuten garen. Zwischendurch immer mal wieder umrühren.
3. In der Zwischenzeit die Mango schälen und in Spalten schneiden. Fertigen Reis abkühlen lassen und mit den Mangospalten anrichten.

146. Omas Griesflammeri

800 ml Schafs-Milch (oder Reismilch)
80 g Dinkelgrieß
1 Ei
2 EL Rohrohrzucker
1 Msp Bourbonvanillepulver
1 Prise Meersalz
1 EL Butter (Margarine)

1. Milch, Zucker, Vanille und 1 Prise Salz in einem weiten Topf zum Kochen bringen (daran kann man besser umrühren, brennt leicht an). Den Gries unter Rühren mit dem Schneebesen einrieseln lassen. Nochmals aufkochen lassen. Unter gelegentlichem Rühren nach Packungsvorschrift gar kochen.
2. Dann den Topf vom Herd nehmen und 5 Minuten ruhen lassen.
3. In der Zwischenzeit Eigelb und Eiweiß trennen. Eiweiß zu Schnee schlagen. Eigelb unter den Griesbrei rühren. Butter ebenfalls in den Griesbrei geben und solange rühren, bis sich die Butter aufgelöst hat. Zum Schluss den Eischnee vorsichtig unter den Griesbrei heben.
4. In eine kalt ausgespülte Schüssel füllen und kühl stellen.

Dazu schmecken Zimt und Zucker oder Kompott nach Wahl.

147. B(ä)eerencreme

1 Tasse frischer Orangen- oder Apfelsaft
1 Tasse frische oder gefrorene Beeren (Erdbeeren, Himbeeren oder Blaubeeren)
1 oder 2 große Bananen

Alle Zutaten in den Mixer geben und pürieren. Schmeckt als Brotaufstrich, Dessert und zu Pfannkuchen

148. Kapitän – Blaub(ä)eer - Salat

½ Honigmelone, in mundgerechte Würfel oder Kugeln geschnitten oder 1 Mango in Würfel geschnitten
2 Pfirsiche, geschält und in Scheiben geschnitten
1 Tasse Blaubeeren
1 kleine Banane, in Scheiben

Alle Früchte mischen und nach Geschmack noch mit etwas Zitronensaft beträufeln.

149. Joghurtkaltschale mit Erdbeeren

500 g Erdbeeren
250 g Schafs-Joghurt
¼ L Orangensaft
2 EL Honig

1. Erdbeeren waschen, putzen, die Hälfte der Erdbeeren im Mixer oder mit einem Mixstab pürieren und in eine Rührschüssel geben. Joghurt, Orangensaft und Honig dazugeben und mit dem Schneebesen verrühren.
2. Die restlichen Erdbeeren vierteln, dazugeben und unterheben.

150. Obstsalat

2 Orangen
1 großer Apfel
2 Bananen
200 g kernlose Weintrauben
Saft von 1 Zitrone
30 g Rohrohrzucker

1. Orangen schälen und in kleine Stücke schneiden. Den Apfel waschen, eventuell schälen, Kerngehäuse entfernen, in kleine Stücke schneiden. Bananen schälen und in Stücke schneiden. Weintrauben waschen und halbieren.
2. Das Obst in eine Schüssel geben, den Zitronensaft darüber gießen, den Zucker dazu geben und alles vorsichtig mischen.

151. Mohr im Hemd

Für den Schokoladenpudding:
½ L Schafs-Milch (alternativ Reismilch)
1 Päckchen Schokoladenpuddingpulver
2 EL Rohrohrzucker

1. Von der Milch 6 EL abnehmen und in einer Tasse mit dem Puddingpulver und dem Zucker mit einer Gabel gründlich vermischen, bis keine Klümpchen mehr zu sehen ist.
2. Restliche Milch in einen Topf geben und erhitzen. Die heiße Milch von der Kochstelle nehmen und das angerührte Puddingpulver hineingeben. Die Masse unter ständigem Rühren aufkochen.
3. Puddingförmchen mit kaltem Wasser ausspülen und den fertigen Schokoladenpudding hineinfüllen. Nach dem Erkalten 1 Stunde im Kühlschrank fest werden lassen.

Für die Vanillesauce:
½ L Schafs-Milch (oder Reismilch)
1 Päckchen Vanille-Saucenpulver
2 EL Rohrohrzucker

Die Sauce auf die gleiche Weise herstellen wie den Schokopudding, erkalten lassen und zwischendurch umrühren, damit sich keine Haut bildet.
Den festen Pudding auf Teller stürzen und mit der Vanillesauce übergießen.

152. Quark mit Knuspermüsli

500 g Ziegen-Quark
200 ml Schafs-Milch
100 g Knuspermüsli
2 Messerspitzen Bourbonvanillepulver
Saft von 1 Zitrone
4 Tl Honig

1. Quark, Milch, Vanille, Honig und Zitronensaft in einer Schüssel gründlich mit dem Schneebesen vermischen.
2. Das Knuspermüsli darüber geben – fertig!

153. Eis am Stil

300 g Sommerfrüchte (z.B. Pfirsiche, Aprikosen, Erdbeeren oder Himbeeren.....)
300 g Schafsjoghurt
2 Eigelbe
20 g Akazienhonig

1. Das Obst waschen, putzen und gründlich zerkleinern und mit dem Joghurt vermischen.
2. Mit dem Mixer die beiden Eigelbe mit dem Honig schaumig rühren und mit dem Schneebesen unter die Obst-Joghurt-Mischung rühren.
3. Die fertige Masse in Eis-Einfrierförmchen füllen und für mindestens 1 Stunde ins Gefrierfach stellen.

154. Dinkelvollkornbrötchen mit Rosinen

1 kg fein ausgemahlenes Dinkelvollkornmehl
80 g Hefe
¼ L Schafs-Milch, lauwarm
200 g Rosinen
3/8 L Wasser, lauwarm
1 Tl Honig
2 TL Meersalz
zerlassene Butter

1. Das Mehl in eine Schüssel geben, eine Mulde in die Mitte drücken und die Hefe hineinbröckeln. Lauwarme Milch, lauwarmes Wasser, den Honig und das Salz dazugeben und alles zusammen mit den Knethaken der Küchenmaschine zu einem lockeren Hefeteig verkneten, mit dem Tuch zudecken und an einem warmen Ort 20 Minuten gehen lassen.
2. Die Rosinen unter den Teig kneten. Aus dem Teig beliebig große Brötchen formen, nach Belieben einschneiden, auf das mit Backpapier belegte Backblech setzen und 20 bis 30 Minuten gehen lassen.
3. Vor dem Backen die Brötchen mit Wasser bepinseln und das Blech in den vorgeheizten Backofen setzen. Bei 200°C 20 bis 25 Minuten backen.
4. Eventuell nach dem Backen die noch warmen Brötchen mit zerlassener Butter bepinseln.

155. Teelimonade

2 Teebeutel Malventee
½ L Wasser
2 EL Zitronensaft
1 EL Akazien-Honig
4 Eiswürfel

1. Das Wasser zum Kochen bringen und in eine Teekanne gießen, die Teebeutel hineinhängen und 15 Minuten ziehen lassen.
2. Die Beutel herausnehmen. Den Tee etwas abkühlen lassen und dann den Honig in den Tee geben und umrühren, bis er sich aufgelöst hat.
3. Wenn der Tee kalt ist, den Zitronensaft und die Eiswürfel dazugeben – fertig ist die erfrischende Limonade!

156. Milchshake

1 Liter gut gekühlte Schafs-Milch (bzw. Reismilch oder Sojamilch)
4 reife Bananen
2 Messerspitzen Bourbonvanille

1. Bananen schälen und auf einem Teller mit der Gabel zu einem Brei zerdrücken.
2. Zusammen mit der Milch in den Mixer geben und auf kleinster Stufe ca. 1 Minute verrühren. Dann die Vanille dazugeben, noch einmal kurz mixen – fertig!

157. Butterkekse

300 g Haferflocken
200 g Honig
250 g Butter (Margarine)
etwas Dinkel-Mehl zum Streuen

1. Den Backofen auf 170°C vorheizen.
2. In einer Rührschüssel Haferflocken und Honig zunächst mit einem Kochlöffel vermengen. Dann mit den Händen vermischen und zwischen den Handflächen verreiben, bis eine feinkrümelige Masse entstanden ist. Als nächstes mit den Händen die Butter unterkneten.
3. Die Hände ablecken und dann waschen. Schmeckt's?
4. Sind die Hände wieder sauber, Mehl auf ein Nudelbrett streuen, den Teig darauf geben, etwas flach drücken und dann mit der bemehlten Teigrolle dünn ausrollen.
5. Das Backblech mit etwas Butter einfetten. Aus dem ausgerollten Teig mit dem Messer gleich große Quadrate ausschneiden und auf das Backblech legen.
6. Das Blech in den heißen Ofen schieben und die Kekse in 10 Minuten hellbraun backen. Zum Auskühlen auf ein Kuchengitter legen.

158. Haferflöckchen

150 g Haferflocken
50 g Butter
2 EL Honig

1. In einer Pfanne die Butter erhitzen und ein wenig bräunen, die Haferflocken dazugeben und gründlich mit einem Holzlöffel vermischen und alles miteinander rösten, bis die Haferflocken etwas gebräunt sind. Dann gleichmäßig den Honig darüber geben und weiterrühren, bis sich der Honig verflüssigt hat.
2. Die Pfanne vom Herd nehmen und auf einem Teller kleine Häufchen machen und auskühlen lassen. Dann sind die Haferflöckchen zum Vernaschen bereit.

159. Kinderbowle

400 g Früchte der Saison (z.B. Beeren, Pfirsiche, Kiwi usw.)
½ l Traubensaft oder naturtrüber Apfelsaft
1 l Mineralwasser mit Kohlensäure
Saft von 1 Zitrone
1 El Honig

1. In einer Bowlenschale den Honig mit dem Zitronensaft verrühren und nach und nach den Saft und das Mineralwasser angießen.
2. Das Obst waschen, putzen und nach Belieben zerkleinern und in die Bowlenschale geben. Alles noch mal umrühren und im Kühlschrank für 1 Stunde kühl stellen.

160. Bratigel

Für 1 Portion

1 Apfel
25 g geriebene Mandeln
10-15 Mandelstifte
1 TL Honig
1 Prise Zimt
etwas Butter

1. Den Backofen auf 200 Grad vorheizen. Eine Ecke eines Backbleches einfetten.
2. Die geriebenen Mandeln mit Honig und Zimt vermischen.
3. Den Apfel waschen und mit einem Apfelausstecher das Kerngehäuse herausstechen. Der Apfel ist nun in der Mitte hohl.
4. Den Apfel auf die gefettete Ecke des Backblechs stellen und die Honig-Mandel-Zimt-Masse in die Höhle des Apfels füllen. Obenauf ein Butterflöckchen legen.
5. Die Mandelstifte rundherum von außen in den Apfel stechen.
6. Den Apfel in den Ofen schieben und 30 Minuten backen lassen.

Heiß schmeckt er am besten! Lecker auch mit Vanillesauce!

161. Krokant

100 g Honig
40 g Butter
100 g Mandelsplitter

1. Den Backofen auf 200°C vorheizen. Auf einem Backblech die Mandelsplitter verteilen und im vorgeheizten Ofen in ca. 10 Minuten bräunen, herausnehmen und abkühlen lassen.
2. In der Zwischenzeit in einem Topf bei mittlerer Hitze Honig und Butter miteinander verschmelzen und einköcheln lassen. Dann die braunen Mandelsplitter dazugeben und unterrühren. Ein Backblech mit Backpapier auslegen und die warme Honig-Butter-Mandelmasse mit einem Esslöffel darauf verteilen und glatt streichen.
3. Wenn der Krokant kalt geworden ist, zerbröckeln und in einer hohen Rührschüssel mit Mixer und Schneebesenhaken in ganz, ganz kleine Stücke zerkleinern.

Schmeckt gut als Zutat zu anderen Naschereien, zum Beispiel Eis und Pudding, eignet sich aber auch zum Dekorieren von Kuchen.

162. Erdbeeren im Rock

100 g Butter (Margarine)
2 EL Kakao
500 g frische Erdbeeren

1. Erdbeeren unter fließendem kaltem Wasser waschen, abtropfen lassen und auf Küchenpapier gründlich trocknen lassen.
2. In einem Kochtopf bei niedriger Temperatur die Butter schmelzen, das Kakaopulver dazugeben und beides gründlich verrühren.
3. Die Erdbeeren einzeln und eine nach der anderen zur Hälfte in die Kakaobutter tauchen, etwas abtropfen lassen und auf einen Teller legen. Die fertig „angezogenen“ Erdbeeren eine halbe Stunde in den Kühlschrank legen und dann verputzen.

163. Schnelle Marmelade für Schleckermäuler

150 g Himbeeren
50 g Akazienhonig

1. Die Himbeeren mit einer Gabel sehr fein zerdrücken. Den Akazienhonig dazugeben und alles mit dem Schneebesen kräftig verrühren.
2. Die Beerenmarmelade in ein leeres Marmeladenglas füllen und im Kühlschrank aufbewahren. Sie hält sich dort ca. 3 Tage (wenn sie nicht vorher schon längst aufgegessen wurde!)

164. Himbeer-Smoothie

Für 2 Portionen

100 g Himbeeren
150 g Schafsjoghurt
½ TL Vanillezucker

Himbeeren waschen und putzen. Die Hälfte der Himbeeren mit Joghurt im Mixer oder mit dem Rührstab fein pürieren, mit Vanillezucker abschmecken und in ein Glas füllen. Die restlichen Himbeeren leicht zerdrücken und auf den Joghurt geben.

165. Erdbeer-Smoothie

Für 4 Portionen

350 g Erdbeeren (frisch oder gefroren)
1 Banane
500 ml Orangensaft (am besten frisch gepresst)
1 EL Waldhonig

Erdbeeren mit Orangensaft, Banane und Honig glatt pürieren und in Gläser füllen und servieren.

166. Ananas-Smoothie

Für 2 Portionen

1 Scheibe Ananas, frisch, ca. 2 cm dick
½ Banane
6 Erdbeeren
200 ml Orangensaft, frisch gepresst

1. Die Ananasscheibe schälen, das harte Mittelstück herausschneiden und in kleine Stücke schneiden. Die Erdbeeren waschen, das Grün abschneiden. Die Banane schälen und in Stücke schneiden. Alle Früchte zusammen mit dem Orangensaft in einen Mixer geben und cremig mixen.
2. Den Smoothie mit einem dicken Trinkhalm aus einem schönen Glas genießen!

167. Eis-Smoothie

Für 2 Portionen

5 Erdbeeren
½ Apfel
½ Banane
ca. 100 ml Orangensaft, frisch gepresst (oder Ananassaft)
4 Eiswürfel

1. Die Früchte waschen, schälen und grob zerkleinern, in einen Mixer geben und durchmixen.
2. Die Eiswürfel zerstoßen, zugeben und untermixen. Sie sollten nicht ganz aufgelöst sein.
3. Das Ganze mit so viel Saft auffüllen, bis die gewünschte Konsistenz erreicht ist.

168. Frühstücks-Smoothie

Für 1 Portion

125 ml Orangensaft, frisch gepresst
1 große Banane
100 g Heidelbeeren, gefrorene
2 Nektarinen
1 TL Waldhonig
6 Eiswürfel

1. Banane schälen und in Scheiben schneiden, Nektarinen waschen, entkernen und in Stücke schneiden. Alle Zutaten mit dem Saft in den Mixer geben und pürieren.
2. 6 Eiswürfel hinzufügen und erneut pürieren.

169. Mango-Smoothie

Für 2 Portionen

2 Mangos
4 Kugeln Frucht-Eis (z.B. Mangoeis)
400 ml Schafs-Milch, gut gekühlt
1 EL Mangosirup
2 EL Zitronen- oder Limettensaft

1. Mangos schälen und entkernen. In kleine Stücke schneiden. Mit dem Eis, der Buttermilch und dem Zitronensaft im Mixer pürieren. Mit Mangosirup abschmecken.
2. Smoothie in schöne Gläser füllen und mit Mangospalten garnieren.

Herzhaftes

170. Pizza

1 Dinkelpizza-Fertigteig, rund (Biomarkt)
1 Paket passierte Tomaten (oder selbst gekochtes Tomatenmus)
100 g Schinken oder Salami
150 g Schafs-Gouda
Gewürze nach Geschmack (Meersalz, Pfeffer, Italienische Kräutermischung, Oregano....)

1. Pizzateig mit Tomatensauce bestreichen und würzen. Mit Schinken oder Salami belegen.
2. Käse reiben und auf dem Belag verteilen.
3. Nach Packungsvorschrift abbacken. Geht Ruck-Zuck!

171. Nudeln mit Frischkäse

2 Portionen

300 g Nudeln
100 g Chavroux (Ziegenfrischkäse) mit Kräutern
2 EL Schafs-Milch

1. Nudeln nach Vorschrift in Salzwasser kochen.
2. Frischkäse mit der Milch cremig rühren und die noch heißen Nudeln mit dem Frischkäse verrühren.

Tipp: Dazu schmeckt gedünstetes oder gebratenes Gemüse, Apfel-Möhrensalat oder in wenig Öl kross gebratenes Hähnchenfleisch.

172. Bratkartoffeln aus dem Backofen

4 Portionen

1 Kg Kartoffeln, gewaschen, geschält und in
Scheiben geschnitten
200 g durchwachsener Speck in Würfeln
3 Zwiebeln
Meersalz
Pfeffer

1. Die Kartoffelscheiben fächerartig auf ein mit Backpapier ausgelegtes Backblech schichten, salzen und pfeffern.
2. Die Zwiebel- und Speckwürfel über die Kartoffeln geben und im Backofen bei 200°C Ober- und Unterhitze ca. 45 Minuten knusprig und braun braten.

Bitte keine Umluft verwenden, die Kartoffeln werden sonst nicht knusprig.

173. Apfel – Möhrensalat

1 Portion

2 Möhren
1 Apfel
1 EL gemahlene Mandeln oder Haselnüsse
Zitronensaft
1 EL Honig
1 TL Öl

Möhren und Apfel schälen, Möhren fein und Apfel grob raspeln. Zitronensaft, gemahlene Nüsse, Honig und Öl dazugeben, gründlich mischen und durchziehen lassen.

174. Fixe Pfanne

2 Portionen

250 g Hackfleisch vom Rind
1 Bund Frühlingszwiebeln
1 Paprikaschote, rot
125 g Dinkel-Spaghetti
500 ml Gemüse-Brühe
Meersalz
Pfeffer
Curry
1 Prise Rohrohrzucker
2 EL Tomatenmark

1. Das Hackfleisch anbraten und mit Salz und Pfeffer würzen.
2. Die Frühlingszwiebeln in Ringe schneiden und die Paprika würfeln. Beides zum Hack geben und 5 Minuten mitbraten. Die Brühe angießen und die rohen Nudeln unterrühren. Unter gelegentlichem Rühren die Nudeln gar kochen lassen. Abschließend die Sauce evtl. mit Tomatenmark abbinden und mit Salz, Pfeffer und Curry abschmecken.

Variante: Nach Geschmack können auch Kidneybohnen oder Mais dazugegeben werden.

175. Champignonsauce für Spaghetti

4 Portionen

1 Bund Frühlingszwiebeln
500 g Champignons
500 g Dinkel-Spaghetti
200 g Ziegenfrischkäse, mild
Meersalz
Pfeffer
200 ml Gemüsebrühe
Thymian, getrocknet
2 EL Butter (Margarine)

1. Die Frühlingszwiebeln in feine Ringe schneiden.
2. Die Champignons putzen und würfeln.
3. Die Spaghetti in Salzwasser nach Packungsanweisung kochen.
4. In der Zwischenzeit die Butter in einem Topf erhitzen und die Frühlingszwiebel darin anbraten. Die Pilze zufügen und kurz mitdünsten. Die Brühe angießen, den Frischkäse einrühren und alles 5 Minuten kochen lassen. Mit Salz, Pfeffer und Thymian abschmecken.

176. Cowboy-Kartoffeln

4 Portionen

700 g Pellkartoffeln vom Vortag
500 g Paprikaschoten, rot
1 Dose Kidneybohnen
200 g Salami
2 Zwiebeln
2 Knoblauchzehen
3 EL Olivenöl
Meersalz
Pfeffer
Petersilie
Paprikapulver

1. Die Kartoffeln pellen und in 1 cm große Würfel schneiden.
2. Paprika waschen, putzen und würfeln.
3. Knoblauchzehe hacken, Zwiebeln in Ringe schneiden.
4. Salami würfeln.
5. Das Öl in einer Pfanne erhitzen, Knoblauch und Zwiebeln kurz anbraten, Paprika, Kartoffel und Salami dazugeben und alles weitere ca. 10 Minuten unter Rühren kräftig braten. Die Bohnen untermischen und kurz erhitzen.
6. Alles mit Salz, Pfeffer und Paprika pikant abschmecken und mit Petersilie bestreut in der Pfanne servieren.

177. Schinken-Pfannkuchen

3 Portionen

400 g Dinkelmehl
800 ml Schafs-Milch
3 Eier
9 Scheiben gegarten Putenbrustaufschnitt
Meersalz
Pfeffer
Öl für die Pfanne

1. Mehl, Milch und Eier gründlich verrühren. Mit Salz und Pfeffer würzen.
2. Eine kleine Pfanne, die im Idealfall ein wenig größer als die Schinkenscheibe ist, mit dem Öl auf den Herd erhitzen, mit der Schöpfkelle den Teig dünn in die Pfanne geben, schwenken, damit der ganze Boden bedeckt ist, dann eine Scheibe Schinken darauf legen und den Schinken mit einer dünnen Schicht Teig bedecken. Wenn der Pfannkuchen unten ausreichend braun ist, wenden und von der anderen Seite auch goldbraun backen.
3. Direkt servieren oder zum Warmhalten in den auf 50 Grad vorgeheizten Ofen stellen.

Variante: Zu dem Schinken noch eine Scheibe Käse geben und verfahren wie oben beschrieben.

178. Chicken - wings

10 große oder 20 kleine Hähnchenflügel
3 Knoblauchzehen, gepresst
1 EL Honig
2 EL Sojasauce
Saft von 1 Zitrone
Meersalz
Pfeffer

1. Für die Marinade die Sojasauce mit Knoblauch, Honig und Zitronensaft vermischen und mit Salz und Pfeffer würzen.
2. Die Hähnchenflügel mindestens 30 Minuten in der Sauce marinieren.
3. Den Backofen auf 200°C vorheizen, die Flügel auf ein mit Backpapier ausgelegtes Backblech legen und ca. 20-30 Minuten im Ofen braten lassen, bis sie schön braun und cross sind. Dazu kann man einen Dip nach Geschmack und einen bunten Salat servieren.

179. Muttis Currypfanne

2 Portionen

250 g Putenschnitzel
150 g Ananasstücke (Konserve) im eigenen Saft
50 ml Ananassaft (Direktsaft ohne Zucker)
100 ml Soja-Sahne
1 EL Olivenöl
2 Zwiebeln
Meersalz
Pfeffer aus der Mühle
3 TL Currypulver (oder auch weniger)
evtl. Kartoffelstärke zum Andicken

1. Schnitzel in Streifen schneiden. Ananas abtropfen lassen, den Saft auffangen.
2. Die Zwiebeln schälen und klein schneiden. In heißem Olivenöl in der Pfanne goldgelb anbraten, danach die Filetstreifen zufügen und bei starker Hitze ebenfalls anbraten. Die Ananasstücke zufügen und so lange mitbraten, bis sie goldgelb sind.
3. Sahne und Ananassaft angießen, Currypulver zufügen und unter ständigem Rühren aufkochen. Nach Geschmack mit Salz und Pfeffer würzen und nach Wunsch mit Kartoffelstärke etwas andicken.

Dazu passt Reis.

180. Schnelle Spaghetti mit Hackfleischsauce

250 g Dinkel-Spaghetti
250 g Hackfleisch vom Rind
1 Glas Tomatensauce für Kinder (Bio-Qualität)
1 Zwiebel, gewürfelt
Meersalz
Pfeffer
Öl

1. Öl in einem Bratentopf heiß werden lassen, Zwiebel darin glasig dünsten. Hackfleisch zugeben und solange rühren, bis es nirgends mehr rot ist. Tomatensauce, Salz und Pfeffer dazugeben und alles 15 Minuten bei kleiner Hitze köcheln lassen.
2. In der Zwischenzeit reichlich Wasser in einem Topf zum Kochen bringen. Etwas Salz dazugeben. Spaghetti ins Wasser geben und in 10-12 Minuten garen.
3. Nudeln abgießen und mit der Sauce servieren. Nach Geschmack noch mit etwas frisch geriebenem Käse und gehackten frischen Basilikumblättchen bestreuen.

181. Paniertes Schnitzel

4 Putenschnitzel
1 Ei
3 EL Dinkelmehl
7 EL Paniermehl (aus alten Dinkelbrötchen selbst hergestellt)
Meersalz
Pfeffer
Butterschmalz zum Braten

1. Fleisch mit Frischhaltefolie abdecken und mit einem Fleischklopfer oder einer großen, schweren Pfanne leicht klopfen. Dann salzen und pfeffern.
2. 3 große Teller nebeneinander stellen. Auf den ersten das Mehl verteilen, auf dem zweiten verquirltes Ei und auf dem dritten das Paniermehl. Das Fleisch zuerst in Mehl (überschüssiges Mehl abschütteln), dann im verquirlten Ei und schließlich im Paniermehl wenden.
3. In einer großen Pfanne reichlich Fett erhitzen bis es brutzelt. Die Schnitzel hineingeben. Dann den Herd auf kleine Hitze stellen und die Schnitzel auf jeder Seite 4 Minuten goldgelb braten.

Dazu schmecken Kartoffelsalat oder Pommes und Salat.

182. Kartoffelpüree

1 kg mehlig kochende Kartoffeln
50 g Butter (Margarine)
250 ml Schafs-Milch
Meersalz
evtl. geriebene Muskatnuss

1. Kartoffeln waschen, schälen, vierteln und in Salzwasser etwa 20 Minuten garen, abgießen und sofort durch eine Kartoffelpresse geben (oder mit einem Kartoffelstampfer gründlich zerdrücken). Butter unterrühren.
2. Milch aufkochen, die gepressten Kartoffeln dazugeben und beides mit einem Schneebesen auf der Herdplatte bei schwacher Hitze gründlich verschlagen, bis eine lockere Masse entstanden ist. Mit Salz und Muskatnuss abschmecken.

Varianten:

1. Die Butter weglassen und stattdessen 100g durchwachsenen Speck würfeln, ausbraten und zum Schluss unter das Püree rühren.
2. 1-2 gehackte Knoblauchzehen in Butter 5 Minuten dünsten und zusammen mit 2 EL Petersilie und 1EL Schnittlauchröllchen unter das fertige Püree ziehen.
3. 4 EL geriebenen mittelalten Schafs-Gouda zum Schluss unter das fertige Püree ziehen und mit 1 EL Petersilie bestreut servieren.

Schmeckt zu Rahmspinat mit Spiegelei.

183. Fladenbrot (Pitabrot) mit Filet

Für 2 Personen

2 Stücke Fladenbrot (selbst hergestellt aus
Dinkelmehl, siehe Rezeptverzeichnis)
200 g Hähnchenfilet
1 rote Paprikaschote
4 EL Zaziki (selbst gemacht, siehe Rezeptverzeichnis)
1 Knoblauchzehe
Meersalz
Pfeffer
Thymian
1EL Öl

1. Filet in Streifen schneiden. Brote ca. 5 Minuten im Backofen bei 180°C aufbacken. Paprika putzen, in Streifen schneiden, Knoblauch hacken.
2. Öl in einer Pfanne erhitzen. Das Filet darin in 3 Minuten kräftig braten. Paprika und Knoblauch zufügen, 3 Minuten mitbraten. Alles mit Salz, Pfeffer und Thymian würzen.
3. Fladenbrote einschneiden, mit Zaziki bestreichen und mit der Gemüse-Fleischmischung füllen.

184. Serbisches Reisfleisch

400 g Hähnchenbrust
250 g gegrillter Tomatenpaprika aus dem Glas
2 Fleischtomaten oder 4 kleinere Tomaten
200 g Basmati – Reis
1 EL ÖL
1 große Zwiebel
3 TL Gemüsebrühe
750 ml Wasser, heiß
1 TL Curry
1 TL Paprikapulver, edelsüß
Meersalz
Pfeffer

1. Hähnchenbrust und Tomatenpaprika in Streifen schneiden. Zwiebel würfeln. Tomaten kreuzweise einschneiden, überbrühen und häuten, Stängelansätze herausschneiden und würfeln.
2. Fleisch in Öl anbraten, Zwiebel hinzufügen und kurz mitbraten. Zerkleinerte Tomaten und Paprika und den gründlich gewaschenen Reis hinzufügen. Alles gut 5 Minuten schmoren lassen.
3. 750 ml heißes Wasser angießen und 3 Tl Gemüsebrühe, Pfeffer, Curry und Paprika zugeben. Aufkochen und dann bei kleiner Hitze 20 Minuten garen, bis der Reis weich ist. Ab und zu umrühren. Zum Schluss mit Salz und nach Geschmack mit Cayennepfeffer abschmecken.

Berühmte Rezepte aus aller Welt

185. Australien Porridge - Australien

1 Portion

1 Tasse Haferflocken, kernige
1 Tasse Schafs-Milch
½ Banane
je 1 EL Rosinen und Mandeln, ganze geröstete
2 EL Rohrohrzucker
1 Prise Salz
1,5 Tassen Wasser

1. Wasser, die Prise Salz und die Rosinen in einen nicht zu breiten Topf geben und aufkochen. Die Haferflocken unter Rühren einrieseln lassen und die Hitze reduzieren. Das Porridge soll nur leicht köcheln. Anhaltend gut umrühren, damit es nicht anbrennt. Nach ca. 5 Minuten, wenn der Brei beginnt einzudicken, die klein geschnittene Banane untermischen.
2. Die Portion auf einen tiefen Teller geben, mit dem Rohrzucker bestreuen, die Mandeln dazugeben und die gewünschte Menge Milch darüber gießen.

Nach Belieben können auch reife Mango, Himbeeren, Erdbeeren oder Heidelbeeren dazugegeben werden.

186. Cevapcici – (ehemaliges) Jugoslawien

500 g Rinderhackfleisch
500 g Schweinehackfleisch (alternativ Putenhack)
1 Ei
Meersalz
Pfeffer
Paprika
Majoran
1 zerdrückte Knoblauchzehe
3 Tropfen Tabascosauce
3 EL heiße Fleischbrühe

1. Hackfleisch mit den übrigen Zutaten verkneten, kräftig durcharbeiten, 5 cm lange gut daumendicke Röllchen formen und am besten auf dem Holzkohlengrill unter häufigem Wenden von allen Seiten bräunen. Die Würstchen sollten außen braun und innen saftig sein.

Nach jugoslawischer Tradition reicht man dazu grob gehackte Zwiebeln und einen mit Essig und Öl angemachten Paprikasalat.

Die deftigen „Tschewaptschitschi“ waren nicht nur im ehemaligen Jugoslawien ein beliebtes Gericht, sondern auch in einigen Nachbarländern.
Sie werden zum Teil aus reinem Rindfleisch hergestellt, aber auch aus gemischten Fleischsorten oder auch, wie in Griechenland, aus reinem Lammfleisch.

187. Forelle mit Mandeln – Schweiz

4 Forellen
1 Glas Rotwein
100 g gehobelte Mandeln
Meersalz
Zitronensaft
etwas Dinkelmehl
Butter (Margarine) zum Braten
2 TL Kartoffelstärke

1. Forellen waschen, trockentupfen, salzen und mit Zitronensaft beträufeln. Etwas durchziehen lassen, dann vorsichtig abtrocknen, in Mehl wenden und in heißem Fett von allen Seiten goldbraun braten. Fische auf einer vorgewärmten Platte anrichten.
2. Den Bratfond mit Rotwein loskochen, mit der mit kaltem Wasser angerührten Speisestärke binden und abschmecken.
3. In einer zweiten Pfanne die Mandeln in wenig Butter anrösten und über die Forellen streuen. Die Sauce darüber geben.
4. Dazu gerösteten hellen Dinkeltoast, Zitronenscheiben und grünen Salat servieren.

188. Imam bayildi – (den Imam hat's umgehauen) - Türkei

4 Auberginen
500 g Tomaten
Meersalz
Pfeffer
1/8 L Olivenöl
2 Zwiebeln
1 Knoblauchzehe
gehackte Petersilie
1 Prise Rohrohrzucker
1 Lorbeerblatt
1 EL fein gehackte Mandeln

1. Auberginen der Länge nach halbieren, das Fruchtfleisch kreuzweise einschneiden, salzen und pfeffern. Die Auberginenhälften in heißem Öl dünsten, bis sich das Fruchtfleisch mit dem Löffel herausschaben lässt. Die Hälften aus der Pfanne nehmen und beiseite stellen.
2. Grob geschnittene Zwiebeln und 2/3 der in Scheiben geschnittenen Tomaten in Öl dünsten, zerdrückte Knoblauchzehe und gehackte Petersilie dazugeben und das Auberginenfleisch hinzufügen. Mit Salz, Pfeffer, Zucker und Lorbeerblatt (dieses später wieder herausnehmen) würzen. Zuletzt die gehackten Mandeln mit der Masse verrühren.
3. Auberginenhälften mit dem Brei füllen, in eine gut gefettete feuerfeste Form geben und mit den restlichen Tomatenscheiben zudecken, leicht salzen und pfeffern. Im heißen Ofen 12-15 Minuten backen und fertiggaren. Heiß oder kalt reichen.

189. Kaiserschmarrn – Österreich

5 Eier
250 g Dinkelmehl
1/8 L Schafs-Milch
100 g Rosinen
2 EL Rum
80 g Rohrohrzucker
60 g Butter (Margarine)
1 Prise Meersalz
Bourbonvanillepulver
Schale einer halben Zitrone
Butter (Margarine) zum Backen

1. Die Rosinen waschen, trocken tupfen und eine halbe Stunde in dem Rum einweichen.
2. Die Eier trennen, Eigelb mit Zucker und Bourbonvanille schaumig rühren, nach und nach das Mehl abwechselnd mit Milch, Meersalz und Zitronenschale unterrühren. Zuletzt das sehr steif geschlagene Eiweiß und die Rosinen unterziehen.
3. In einer Pfanne Butter erhitzen, etwa 1 cm hoch Teig einfüllen und bei kleiner Hitze braten, bis die Unterseite leicht gebräunt ist und immer wieder wenden, bis alles leicht angebraten ist. Dann den Schmarrn mit zwei Gabeln in Stückchen reißen.
4. Auf Teller anrichten und mit Puderzucker bestreuen.

Mit braunem Zucker (Rohrohrzucker) bestreut zu Apfelmus oder Kompott reichen.

190. Kalbsteak Cordon bleu – Schweiz

8 sehr dünne Kalbsteaks (alternativ Putensteaks)
4 Scheiben gekochter Schinken
4 Scheiben herzhafter Schafs- oder Ziegenkäse
1 Ei
Meersalz
Pfeffer
Tomatenketchup
etwas Dinkelmehl
Semmelbrösel (von alten Dinkelbrötchen)
Butter (Margarine) zum Braten

1. Kalbsteaks leicht mit dem Fleischklopfer klopfen, pfeffern und salzen, auf der einen Seite dünn mit Ketchup bestreichen. Je eine Käsescheibe mit einer Schinkenscheibe umhüllen und zwischen zwei Fleischscheiben (Ketchupseite innen) legen, mit Zahnstochern oder Rouladenspießchen zusammenhalten.
2. Die Steaks der Reihe nach in Mehl, verquirltem Ei und Semmelbröseln wenden (panieren), in der Pfanne in heißer Butter von beiden Seiten goldbraun braten.

Schmeckt zu Erbsen, Möhren, Blumenkohl und Salzkartoffeln oder Kartoffelpüree.

In dickere Steaks schneidet man von einer Längsseite her eine Tasche und gibt die Käse-Schinken-Füllung hinein.

191. Salzburger Nockerln – Österreich

4 Eiweiß
50 g fein gemahlener brauner Rohrohrzucker
1 Bourbonvanillezucker
3 Eigelbe
20 g helles Dinkelmehl (Type 630)
40 g Butter (Margarine)

1. Eiweiß mit Zucker und Vanillezucker zu Schnee schlagen. 3 EL Eischnee abnehmen, mit dem Eigelb verrühren und wieder zum Eischnee geben. Mehl darüber sieben, alles vorsichtig mit dem Schneebesen vermengen.
2. In einer flachen feuerfesten Auflaufform Butter zerlassen. Nockerln abstechen und in die Form setzen, im vorgeheizten Ofen bei starker Hitze 8-10 Min. goldgelb backen und sofort servieren.

192. Wiener Backhendl – Österreich

2 junge Hähnchen
2 Eier
2 Zitronen
Meersalz, Pfeffer
Dinkelmehl
Semmelbrösel (aus alten Dinkelbrötchen)
Ausbackfett (traditionell Schweineschmalz), Pflanzenöl

1. Hähnchen waschen, trocken tupfen, vierteln und mit Salz und Pfeffer einreiben. In Mehl wenden, durch verquirltes Ei ziehen und in den Semmelbröseln panieren.
2. Die Hähnchenviertel in heißem Fett schwimmend goldbraun braten und garen (12-15 Minuten).
3. Mit Zitronenachteln anrichten.

193. Smorrebrod – Dänemark

Smorrebrod ist eigentlich nichts anderes als ein „Butterbrot“ – aber was haben die Dänen daraus gemacht!
Auf dünnen Brotscheiben, meist mit Butter bestrichen, türmen sich Salate und Hühnerfleisch, Räucheraal und Leberpastete, Schinkenwürfel und Käse – es gibt Restaurants mit meterlangen Smorrebrod – Speisekarten und Hausfrauen, die mehr als 100 Rezepte für belegte „Butterbrote“ im Kopf haben.

Vorschläge für Smorrebrod:

1. Krabben mit Mayonnaise, Zitronenscheibe, gehackte Kresse
2. Räucherfischstück, kaltes Rührei
3. gebratene Leber, Speckscheibe, geröstete Zwiebelringe, Apfelscheibe
4. gebratenes Fischfilet, Remoulade
5. Selleriesalat, gebratenes Hähnchenstück
6. Roastbeefscheibe, Remoulade, Mixed Pickles
7. Spargel, Rauchfleisch, gehackte Petersilie
8. Käse , Weintrauben, Walnüsse
9. Kaviar, gekochtes Ei in Scheiben, Zitronenscheibe, Dill
10. gehackte Zwiebeln, mit Hackfleisch gefüllte Tomaten,
11. Heringssalat, gekochte Eierviertel
12. Schweinebraten mit Gurke, Pflaumen, Dill
13. Sahneheringsfilet, frische Zwiebelringe, Dill
14. Leberwurst, Speck, knusprig gebacken, Apfelscheiben

194. Zabaione – Italien

6 Eigelbe
1/8 L Marsala-Wein
1 Schuss Maraschino-Likör
50 g Rohrohrzucker, fein gemahlen
1 TL Bourbonvanillezucker

1. In einem kleinen Topf auf kleinster Hitzestufe oder im Wasserbad Eigelb mit Zucker und Vanillezucker mit einem Schneebesen schaumig rühren. Nach und nach Marsala und Maraschino dazugeben und weiter schlagen, bis die Masse zu steigen beginnt.
2. Sofort in Gläser füllen und servieren.

Marsala ist ein Wein, der seinen Namen von der sizilianischen Hafenstadt Marsala hat, von wo aus er hauptsächlich nach England exportiert wurde.

Maraschino ist ein klarer, relativ trockener Fruchtlikör, der aus Marsala-Kirschen hergestellt wird, die mit Kern zerkleinert wurden und daher ein sehr feines Mandelaroma geben. Echter Maraschino wird mindestens 3 Jahre gelagert und hat einen Alkoholgehalt von 32%:

Fleisch und Geflügel

195. Gulasch für besondere Anlässe

500 g gewürfeltes Rinderfilet
500 g Zwiebeln, geviertelt
1-2 Suppenkellen Rinderbrühe oder Rinderfond
1 EL Tomatenmark, 3-fach konzentriert
2 EL Butterschmalz und Olivenöl
1 EL Paprikapulver, edelsüß
1 Spritzer Tabasco
Meersalz
Pfeffer, weiß aus der Mühle

1. Schmalz und Öl sehr heiß werden lassen (am besten in einer Kasserolle aus Gusseisen oder dunkler Emaille). Das Rinderfilet darin scharf anbraten, damit die Poren sich schließen. Die Zwiebeln dazugeben und weiter scharf anbraten. Das kann 15 Minuten dauern. Tomatenmark kurz mitschmoren lassen und mit der Brühe ablöschen. Gut umrühren, damit sich alles vom Topfboden löst.
2. Nun die Gewürze dazugeben. Dann noch soviel Rinderbrühe oder Rinderfond dazugeben wie Soße gewünscht wird. Das Gulasch 2 Stunden im geschlossenen Topf bei sehr geringer Hitze schmoren lassen. Ab und zu mal nachschauen und probieren. Es ist nicht nötig, das Gulasch zu binden. Die Zwiebeln geben Bindung genug.

Dazu schmecken Nudeln oder Reis mit Salat, aber auch ein warmes, knuspriges Fladenbrot sehr gut.
Variante: zum Schluss einen Schuss Rotwein dazugeben.

196. Chili con Carne

500 g Hackfleisch (Rind oder Pute)
2 Dosen rote Kidneybohnen
1 große Dose Tomaten, geschält
1 große Dose Mais
500 ml Wasser
2 TL gekörnte Brühe
etwas Tomatenmark
Meersalz
Pfeffer
etwas Majoran
Paprika süß und scharf
1 Prise Zucker
Chilipulver
Tabasco
Butter (Margarine) zum Braten

1. Hack in etwas Butter und nach Geschmack mit Knoblauch und Zwiebel anbraten.
2. Bohnen absieben und dazugeben. Dann den Mais, das Tomatenmark, die Tomaten, das Wasser und die Brühe hinzufügen. Aufkochen lassen. Die Gewürze dazugeben und alles bei schwacher Hitze unter mehrmaligem Umrühren 2 Stunden köcheln lassen. Falls nötig, Brühe nachgießen, damit nichts anbrennt.
3. Mit Fladenbrot und Kräuterbutter servieren.

197. Rouladen nach Opa Willy´s Geschmack

4 Rinderrouladen
60 g Schinkenspeck in dünnen Scheiben
2 Zwiebeln, in feine Ringe geschnitten
Meersalz
Pfeffer
Paprika, ungarisch, rosenscharf
Kartoffelstärke zum Binden
Butterschmalz zum Braten

1. Die Rouladen leicht von beiden Seiten klopfen, salzen, pfeffern und mit Paprika bestreuen. Mit den Schinkenscheiben und den Zwiebelringen belegen. Die Rouladen von der schmalen Seite her aufrollen und mit einer Bratennadel oder einem Faden zusammenhalten.
2. Das Fett erhitzen, die Rouladen hineinlegen und im offenen Topf von allen Seiten gut bräunen.
3. Dann vorsichtig 1/8 L heißes Wasser angießen. Die Rouladen bei schwacher Hitze im zugedeckten Topf ca. 1 ½ Stunden schmoren lassen, von Zeit zu Zeit wenden. Verdampftes Wasser nach und nach durch heißes Wasser oder Brühe ersetzen. Von den garen Rouladen die Bratennadeln oder Fäden entfernen. Die Sauce etwas binden und abschmecken.

Dazu passen Kartoffelbrei und Apfelrotkohl.

198. Oma Hildegards bester Sauerbraten

1,5 kg gut abgehangenes Rindfleisch (oder Putenbrust)
300 ml weißer Balsamico-Essig
100 g Rosinen
1 B. saure Sahne (nach Belieben)
1 große Zwiebel
1 P. Sauerbratengewürz
Meersalz
Pfeffer
Rohrohrzucker
Butterschmalz zum Braten
Kartoffelstärke oder Saucenbinder, braun, zum Binden

1. Das gewaschene, gut abgetropfte Fleisch in eine Schüssel legen. Die Zwiebel in Scheiben schneiden. Essig mit 3/8 L Wasser, etwas Salz, etwas Zucker und dem Sauerbratengewürz aufkochen.
2. Die Zwiebeln und die abgekühlte Marinade zum Fleisch geben und das Fleisch 4-6 Tage im Kühlschrank ziehen lassen.
3. Das genügend gesäuerte Fleisch aus dem Sud nehmen und abtrocknen. Das Öl erhitzen und das Fleisch darin von allen Seiten gut bräunen. 1/8 L Marinade hinzu gießen und die Rosinen zugeben. Das Fleisch bei schwacher Hitze im zugedeckten Topf gut 1 ½ Stunden schmoren lassen, von Zeit zu Zeit wenden und Marinade nachgießen. Das gare Fleisch warm stellen. Die Sauce durch ein Sieb gießen, evtl. mit Saucenbinder binden. Zum Schluss ggf. die Saure Sahne unterrühren.

Dazu schmecken Kartoffelklöße und Feldsalat.

Der Braten lässt sich gut vorbereiten und schmeckt am nächsten Tag noch mal so gut.
Das gilt übrigens für viele Fleischgerichte und Eintöpfe.
Mit Putenbrust wird der Sauerbraten besonders zart und zergeht auf der Zunge.

199. Meerrettich -Schmorbraten

1200 g Rinderbraten
50 g Speck, durchwachsen
250 ml Rotwein, trocken
1 kl. Glas Meerrettich (ohne Mayonnaise oder Sahne)
2 Zwiebeln
500 ml Fleischbrühe (instant)
1 EL Dinkelmehl
1 Prise Rohrohrzucker
Meersalz
Pfeffer
Paprika, edelsüß
Butterschmalz zum Anbraten

1. Den Rinderbraten mit Salz, Pfeffer und Paprika einreiben. Zwiebeln und Speck würfeln. Butterschmalz in einem Topf erhitzen, das Fleisch rundherum gut anbraten und herausnehmen.
2. Speck und Zwiebeln anbraten, das Fleisch wieder dazugeben und Rotwein und heiße Brühe angießen. Den Deckel schließen und den Braten ca. 2 Std. schmoren lassen, dabei immer etwas Brühe nachgießen.
3. Nach Beendigung der Garzeit den Braten herausnehmen und mit Alufolie bedeckt warm stellen und ruhen lassen. In der Zwischenzeit die Sauce mit dem Pürierstab durchmixen, Mehl mit etwas kaltem Wasser verrühren und die Sauce damit binden. Zum Schluss den Meerrettich unterrühren, abschmecken, das Fleisch in Scheiben schneiden und in der Sauce servieren.

Dazu schmecken Kartoffelklöße und Preiselbeeren oder Bandnudeln.

200. Arabische Hackfleischbällchen

500 g Gehacktes aus Lammfleisch oder Rindfleisch
1 große Zwiebel
1 Bund Petersilie
1 TL Piment
½ TL Kardamom
Chilipulver
Meersalz
etwas Dinkelmehl
Öl zum Braten

1. Die Zwiebel und die Petersilie sehr sehr fein hacken und zum Hackfleisch in eine Schüssel geben. Mit Salz und den anderen Gewürzen pikant abschmecken.
2. Kleine Bällchen formen und in Mehl wälzen. In einer Pfanne Öl erhitzen und die Bällchen darin goldbraun backen.
3. Mit Fladenbrot und Salaten servieren.

201. Sma Köttbular – Schwedische Fleischklößchen

400 g Hackfleisch vom Rind
40 g Semmelbrösel (aus alten Dinkelbrötchen)
125 ml Schafsjoghurt
125 ml Schafs-Milch
1 Zwiebel, gehackt
2 TL Petersilie, gehackt
Meersalz
Pfeffer
Butter zum Braten

1. Semmelbrösel mit Milch und Joghurt mischen und 15 Minuten quellen lassen.
2. Hackfleisch mit Milch-Joghurt-Mischung, Zwiebel und Gewürzen zu einem Fleischteig verarbeiten.
3. Kleine Bällchen formen, in einer Pfanne vorsichtig in Butter von allen Seiten anbraten. Auf ein Backblech legen und im vorgeheizten Backofen bei 180 Grad fertig garen.

202. Französischer Rotweinbraten

1,5 kg Rinderbraten (z.B. Tafelspitz)
1 L Rotwein, halbtrocken
1 Bund Suppengrün
2 Scheiben Dinkeltoast
1 Zwiebel, gewürfelt
1 Knoblauchzehe, fein gewürfelt
4 cl Calvados
½ TL Zimt
10 Pfefferkörner, schwarz
5 Nelken
1 TL Senfkörner, gelb
2 Lorbeerblätter
5 Körner Piment
Meersalz
Pfeffer
Öl zum Anbraten

1. Den Braten 2 Tage in dem Rotwein marinieren. Dann aus dem Wein nehmen, trocken tupfen und in einem Bräter in etwas Öl von allen Seiten anbraten.
2. Die Zwiebeln und das geputzte und gewürfelte Gemüse zufügen und braun anrösten. Mit etwas Wein von der Marinade ablöschen. Toastbrotwürfel, Knoblauch und Calvados zugeben, die Gewürze in einem Mörser zerkleinern und vermischen und zum Fleisch geben. Kurz mitrösten und dann den restlichen Rotwein angießen.
3. Das Fleisch bei 120-150 Grad im vorgeheizten Backofen ca. 3 Stunden schmoren lassen.

Dazu schmecken Nudeln und grüne Salate.

203. Persischer Fleischtopf mit Kirschen

500 g Rindfleisch, Kalb oder Lamm
250 g Sauerkirschen, entsteint, frisch oder gefroren
1 große Zwiebel, fein gehackt
½ TL Kurkuma
½ TL Zimt
1 TL Meersalz
1 EL Limettensaft
Pfeffer, schwarzer, frisch gemahlen
Rohrohrzucker, je nach Säuregrad der Kirschen
120 ml Wasser
60 g Butterschmalz zum Braten

1. Das Fleisch in 2 cm dicke Würfel schneiden. Die Hälfte des Butterschmalzes in einem Bräter erhitzen und die Fleischwürfel darin rundherum bräunen.
2. Fleischwürfel herausnehmen und die Hitze reduzieren. Die Zwiebel mit dem restlichen Fett in den Topf geben und glasig dünsten, Kurkumapulver hinzufügen und kurz mitdünsten. Das Fleisch, Zimt, Wasser, Salz und Pfeffer wieder dazugeben, zugedeckt bei schwacher Hitze 45 Minuten schmoren, dann die Kirschen zugeben und 115-20 Minuten mitdünsten.
3. Mit Limettensaft und braunem Zucker angenehm süß-säuerlich abschmecken.

Mit Basmatireis servieren.

204. Zwiebelrostbraten

4 Rumpsteaks á ca. 180 g (Rind), Fettrand einschneiden
600 g Zwiebeln, weiße
250 ml Rindfleischfond
125 Weißwein oder Madeira
Meersalz
Pfeffer, schwarz, aus der Mühle
Paprikapulver, edelsüß und rosenscharf
etwas Dinkelmehl
Olivenöl, Butterschmalz zum Braten

1. Zwiebeln schälen und in dünne Ringe schneiden, in einer Mischung aus Mehl und einer Prise scharfem Paprikapulver wenden, gut abschütteln und in reichlich Öl goldgelb braten und gut abtropfen lassen.
2. Fleisch ein wenig klopfen, den Fettrand einschneiden und in Mehl wenden. In wenig Butterschmalz bei mittlerer Hitze auf jeder Seite 2 Minuten anbraten, in Alufolie wickeln und ca. 15 Minuten bei 90 Grad im vorgeheizten Backofen nachgaren lassen.
3. Bratenrückstand mit Rinderfond und Wein (Madeira) aufgießen, ein Drittel der gerösteten Zwiebeln zugeben und aufkochen. Rostbraten zugeben und kurz ziehen lassen. Dann den Rostbraten mit der Sauce anrichten und mit den restlichen Röstzwiebeln servieren.

Dazu schmecken Bandnudeln und ein grüner Salat.

205. Babi Pangang – gebackenes Schweinefleisch

1 kg Schweinebraten
1 Glas Mungobohnenkeime
1 Zwiebel, gehackt
2 Knoblauchzehen, fein gehackt
1 cm Ingwerwurzel, geschält und fein gehackt
3 El Tomatenmark
8 EL Sojasauce, Kecap Manis (süße)
2 Zitronen, Saft von
2 El Rohrohrzucker
Meersalz
Pfeffer
6 EL Öl

1. Das Fleisch würfeln. Alle Gewürze, inklusive Zwiebel, Knoblauch und Ingwer zu einer Marinade mischen. Das Fleisch in der Marinade am besten über Nacht im Kühlschrank ziehen lassen.
2. Eine ausreichend große Auflaufform einfetten, abgetropfte Mungobohnenkeimlinge hineingeben und obenauf das Fleisch mitsamt der Marinade.
3. Im Backofen bei 180-200 Grad, mittlere Schiene, ca. 45-60 Min. garen. Zwischendurch einmal umrühren.

Dazu schmeckt Reis.

206. Hähnchenschnitzel Hawaii

4 dünne Hühnerbrustfilets
4 Scheiben rohen Schinken
4 Scheiben Ananas
4 Scheiben Schafs-Gouda
Meersalz
Curry
Ingwerpulver

1. Hühnerbrustfilets von beiden Seiten ganz leicht mit Salz würzen. Mit Curry und Ingwerpulver bestreuen. Auf 4 ausreichend große gebutterte Stückchen Alufolie legen. Schinken und Ananas darauf verteilen. Folie über die Filets schlagen und die Päckchen schließen. Auf mittlerer Schiene im vorgeheizten Backofen bei 220 °C mit Ober - und Unterhitze 35 Minuten garen.
2. Folie öffnen und 4 Scheiben Gouda darauf verteilen. Weitere 10 Minuten im Backofen überbacken.

207. Hirtenspießchen

für 1 Person

4 - 6 ca. 3cm große Würfel Puten - oder Hähnchenfleisch
½ frische Paprikaschote
2 mittelgroße Zwiebeln
2 Streifen geräucherter durchwachsener Speck
Meersalz
Pfeffer aus der Mühle
Paprika

1. Paprikaschote in Streifen schneiden, Zwiebeln achteln.
2. Putenfleisch, Paprika, Zwiebel und Speck im Wechsel auf einen Metall- oder großen Holzspieß stecken.
3. Beim Garen in der Pfanne ca. 10 Minuten von allen Seiten goldbraun in heißem Olivenöl braten. Anschließend mit etwas Salz, Pfeffer und Paprika würzen.

208. Gebackene Hähnchenflügel, scharf

Für 4 Personen

1 kg Hähnchenflügel
3 EL Butter (Margarine)
1 TL Paprikapulver, rosenscharf
je 1 EL Tabasco und Zitronensaft

1. Hähnchenflügel waschen, trocken tupfen, Flügelspitzen abschneiden.
2. Für die Marinade die Butter schmelzen, mit Paprika, Tabasco, Zitronensaft mischen. Flügel damit bestreichen, in der Pfanne oder auf dem Backblech im Backofen von beiden Seiten braten.

Bei Bedarf nach dem Braten mit Meersalz nachwürzen.

209. Putengulasch (für 8 Personen)

1500 g Putenbraten
1500 g Zwiebeln
6 EL Olivenöl
2 EL Rosenpaprika
Meersalz
Cayennepfeffer
¾ l Hühner-Brühe

1. Den Putenbraten in 3cm große Würfel schneiden und in Olivenöl braun anbraten.
2. Zwiebeln in Halbmonde schneiden und dazugeben und bei schwacher Hitze ca. 15-20 Minuten schmoren lassen. Mit Salz und Cayennepfeffer würzen, einen Teil der Brühe angießen. Gulasch bei geschlossenem Deckel bei geringer Hitzezufuhr langsam weiterschmoren lassen. Nach und nach die gesamte Flüssigkeit angießen. Die gesamte Garzeit beträgt 1 1/2 bis 2 Stunden.
3. Bindemittel ist nicht notwendig, denn durch das Zerkochen der Zwiebeln und Einkochen der Brühe wird die Sauce dick.

Dieses Gulasch lässt sich prima in größeren Mengen zubereiten und portionsweise einfrieren. Es hält sich 2 - 3 Monate bei minus 18°C.
(Meistens wurde es aber vorher schon aufgefuttert!)
Es schmeckt sehr gut zu Reis, Nudeln, Kartoffeln, Gemüse oder Salat, aber auch zu einem frischen Brot.

210. Knoblauchhähnchen

8 Hähnchenschenkel
1 Knolle! Knoblauch, geschält und zerdrückt
125 g Butter (Margarine)
350 ml Wein, weiß, Riesling
etwas gehackte Petersilie
Meersalz
Pfeffer

1. Von den Schenkeln die Haut abziehen, abwaschen und trocken tupfen. Mit dem zerdrückten Knoblauch einreiben und einige Stunden ziehen lassen.
2. Butter (Margarine) in einem ofenfesten Bräter schmelzen, aber nicht braun werden lassen. Die Schenkel hineingeben und den Weißwein angießen. Die Schenkel sollten nicht ganz bedeckt sein. Die gehackte Petersilie hinzufügen.
3. Im vorgeheizten Backofen bei 180°C (Umluft) ca. 45 Minuten, je nach Größe der Schenkel, garen.

Dazu schmeckt frisches Fladenbrot.
Anmerkung: Die Hähnchen schmecken am nächsten Tag noch besser!

Variante: nach Belieben können noch geviertelte Cherrytomaten und Kidneybohnen mitgegart werden.

211. Putenkeule in Malzbier

2 Putenoberkeulen à 500g
500 ml Malzbier
500 g Kartoffeln, sehr kleine
500g Schalotten oder Perlzwiebeln
Meersalz
Pfeffer aus der Mühle
40 g Butterschmalz oder Gänseschmalz
200 ml Hühner-Brühe

1. Die Keulen waschen und trockentupfen. Mit Salz und Pfeffer einreiben und in einem Bräter in dem heißen Schmalz rundherum anbraten. Mit etwas Bier begießen und in den 175°C heißen Backofen schieben. Während des Garens immer wieder mit Bratfond oder etwas Bier begießen.
2. Die Kartoffeln und die Zwiebeln schälen, nach 45 Minuten zu den Keulen in den Bräter geben (die Flüssigkeit sollte eingekocht sein) und kurz mitbraten. Mit Salz und Pfeffer würzen und mit der Brühe ablöschen. Keulen und Gemüse zusammen weitere 45 Minuten garen. Die Keulen immer mal wieder mit der Kochflüssigkeit begießen. In den letzen 10 Minuten mit dem restlichen Bier begießen.
3. Nach dem Ende der Garzeit die Keulen im ausgeschalteten Backofen 10 Minuten ruhen lassen.
4. Vom Knochen lösen, aufschneiden und mit dem Gemüse servieren.

212. Hähnchenbrust, chinesisch mit Gemüse

6 Hähnchenbrüste
8 Möhren
2 Schälchen Champignons
2 Zwiebeln oder 1 Gemüsezwiebel
Sojasauce
Balsamico-Essig
Chinagewürz-Mischung
Öl
2 Knoblauchzehen
Dinkelmehl
3 EL Rohrohrzucker

1. Die Hähnchenbrüste in Streifen schneiden. Aus Sojasauce, einem Spritzer Balsamico, Pfeffer, Chinagewürz und den zerdrückten Knoblauchzehen und etwas Öl eine Marinade zubereiten und die Filetstreifen darin mindestens einen halben Tag lang marinieren.
2. Die Fleischstücke abtropfen lassen und in Mehl wenden. Die Stücke in einer Pfanne bei starker Hitze kurz von beiden Seiten anbraten und mit einem kräftigen Schuss Sojasauce ablöschen. Die Sauce ganz kurz einkochen lassen, den Zucker über das Fleisch streuen und unter Rühren karamellisieren lassen. (Die Fleischstücke sollten von einer Schicht karamellisierten Zuckers überzogen sein.) Dann sofort aus der Pfanne nehmen und beiseite stellen.
3. Etwas Öl in die Pfanne geben und das klein geschnittene Gemüse kurz durchbraten, so dass es noch Biss hat. Das Fleisch wieder dazugeben und alles mit Sojasauce, Chinagewürz, Pfeffer, Salz abschmecken. Dazu schmeckt Reis.

213. Brathähnchen

1 Hähnchen (etwa 1,3 kg)
200 g Möhren
150 g Tomaten
1 Zwiebel
2 Knoblauchzehen
20 g zerlassene Butter (Margarine)
1-2 Zweige Rosmarin
1 Lorbeerblatt
Paprikapulver, edelsüß
Meersalz
Pfeffer
125 ml Hühnerbrühe

1. Den Backofen auf 200 Grad vorheizen. Hähnchen von innen und außen abspülen und trockentupfen, mit Salz, Pfeffer und Paprikapulver einreiben und mit Butter bestreichen.
2. Zwiebel und Knoblauch häuten und würfeln, Möhren waschen, schälen und in Scheiben schneiden. Tomaten waschen, kreuzweise einschneiden, kurz in kochendes Wasser legen und abschrecken. Tomaten häuten, Stängelansätze herausschneiden und vierteln. Rosmarin kalt abspülen, trocken tupfen und die Nadeln von den Stängeln zupfen.
3. Zwiebel- und Knoblauchwürfel und Tomatenviertel mit Rosmarinnadeln und Lorbeerblatt, Hühnerbrühe und Hähnchen in einen Bräter geben. Den Bräter ohne Deckel in den Backofen geben und das Hähnchen 60 Minuten backen.
4. Das fertige Hähnchen aus dem Bräter nehmen und 5-10 Min. ruhen lassen. Die Sauce durch ein Sieb streichen und zum Hähnchen servieren.

214. Apfelfleisch

500 g Putenbraten oder Putenkeule
2 Äpfel (Boskop)
2 EL Butterschmalz oder Palmfett
2 Zwiebeln
Meersalz
Pfeffer

1. Das Fleischstück mit Salz und Pfeffer einreiben, Fett in einem Bräter erhitzen, Fleisch rundherum gut anbräunen. Einen Schuss heißes Wasser zufügen und bei geschlossenem Deckel 50 Minuten schmoren lassen. Zwischendurch immer mal mit dem Bratenfond beschöpfen.
2. Geschälte Zwiebeln in Ringe schneiden, Äpfel schälen, achteln und entkernen. Beides 10 Minuten vor Ende der Garzeit zum Fleisch geben und goldbraun werden lassen.
3. Fleisch auf einer vorgewärmten Platte mit Bratfond, Zwiebel und Äpfeln anrichten, mit Petersilie garnieren.

Dazu schmecken Salzkartoffeln und Kopfsalat.

215. Hähnchenauflauf aus der Toscana

800 g kleine Kartoffeln
500 g Hähnchenfilet
3 Tomaten
1 große Zwiebel
2 Knoblauchzehen
3 Zweige Rosmarin
1 Zweig Thymian
¼ L Hühnerbrühe, instant
Olivenöl zum Braten

Für die Marinade:
3 EL Olivenöl
1 EL Honig
3 EL Sojasauce
3 EL Chilisauce
1 TL Preiselbeeren aus dem Glas
3 EL Ketchup

1. Die Zutaten für die Marinade mischen und die gewaschenen und trocken getupften Hähnchenfilets hineinlegen. Mindestens 1 Stunde marinieren.
2. Kartoffeln schälen und in Olivenöl ca. 10 Min. von allen Seiten braun braten. Aus der Pfanne nehmen und zur Seite stellen.
3. Tomaten achteln. Knoblauch häuten und fein hacken, Zwiebel schälen, halbieren und in Ringe schneiden. 1 Zweig Thymian und 1 Zweig Rosmarin waschen und hacken. Gebratene Kartoffeln in eine geölte Auflaufform geben. Knoblauch, Zwiebel und gehackte Kräuter im Bratfett andünsten, dann über die Kartoffeln geben.
4. Das Fleisch mit der Marinade ebenfalls über die Kartoffeln geben und im Backofen bei 200 Grad ca. 15 Minuten backen.
5. Dann heiße Hühnerbrühe angießen, die Tomatenachtel und zwei Rosmarinzweige im Auflauf verteilen und weitere 30 Minuten im Ofen garen.

216. Hähnchen – Saté mit Erdnusssauce

800 g Hähnchenbrustfilet
5 EL Sojasauce, dunkel
5 EL Sojasauce, süß (Ketjap manis)
2 EL Öl
3 cm Ingwer, frisch

Für die Sauce:
250 ml Kokosmilch
130 g Erdnüsse (oder Erdnussmus)
2-3 TL Currypaste, rot
2 EL Rohrohrzucker
3 EL Erdnussöl
Meersalz

1. Holzspieß ein paar Minuten in Wasser einweichen, damit sie beim Braten nicht anbrennen. Die Hähnchenbrustfilets in Streifen und dann in Stücke schneiden und auf die Holzspieße stecken.
2. Ingwer schälen und fein hacken, mit den Sojasaucen verrühren und über die Spieße träufeln. In einer Schüssel ca. 2 Stunden marinieren. Ab und zu wenden.
3. Inzwischen die Erdnüsse fein reiben oder hacken, Erdnussöl in einem Topf erhitzen und die Currypaste darin anrösten. Mit der Kokosmilch unter Rühren auffüllen. Erdnüsse und Zucker zufügen und auf mittlerer Flamme ca. 10 Minuten köcheln lassen. Mit Meersalz abschmecken.
4. Die Hähnchenspieße aus der Marinade nehmen und trockentupfen. In heißem Öl die Spieße auf beiden Seiten hellbraun braten. Die Sauce dazu servieren.

217. Coq au vin – Huhn in Rotwein

8 Hähnchenschenkel oder 1 Poularde, zerteilt
250 g Champignons
100 g Speck, durchwachsen
750 ml Wein, rot, kräftiger
4 cl Cognac
250 g Schalotten (kleine Zwiebeln)
1 Bund Kräuter - Bouquet garni (1 Lorbeerblatt,
1 Zweig Thymian, 1 Zweig Rosmarin)
1 Bund Petersilie, glatte
2 Knoblauchzehen
Muskat, frisch gerieben
1 Prise Rohrohrzucker
Meersalz
Pfeffer, schwarz aus der Mühle
2 El Butterschmalz
etwas Dinkelmehl zum Bestäuben

1. Hähnchenteile salzen und pfeffern und rundherum dünn mit Mehl bestäuben. Die Schalotten pellen, die Champignons putzen, den Speck in feine Scheiben schneiden.
2. Einen Kräuterstrauß aus Lorbeerblatt, Thymian- und Rosmarinzweig und den Petersilienstängeln binden. Die Petersilienblätter beiseite stellen.
3. In einem Bräter 1 EL Butterschmalz erhitzen und die Schalotten, den Speck und die Champignons bei mittlerer Hitze unter Rühren anbraten. Aus dem Topf nehmen und beiseite stellen.

4. Das restliche Butterschmalz erhitzen und die Hähnchenteile rundherum darin anbraten, mit Cognac ablöschen, kurz aufkochen und mit Rotwein ablöschen. Das Kräutersträußchen, grob gehackte Knoblauchzehen, Salz, Pfeffer, etwas Muskat und 1 Prise Zucker hinzufügen und alles bei milder Hitze zugedeckt 1 ¼ Stunden schmoren.
5. Kräuterstrauß und Fleisch aus dem Topf nehmen, die Sauce bei starker Hitze einkochen lassen und abschmecken.
6. Das Fleisch wieder hineinlegen, Schalotten, Speck und Champignons mit dem Saft obenauf geben. Zugedeckt noch einmal 20 Minuten sanft garen.
7. Petersilienblätter hacken und auf das Hähnchen streuen. Coq au vin mit Baguette oder Fladenbrot servieren.

In unserer Familie mag keiner die gekochte Haut vom Hähnchen, deshalb ziehe ich sie vorher immer ab und brate das Fleisch dann an.

218. Scharfes Honighähnchen

1 Poularde, küchenfertig und zerteilt
4 Knoblauchzehen, gehackt
3 EL Sambal Oelek
2 EL Honig
2 EL Sojasauce
2 EL Rohrohrzucker
2 EL Olivenöl

1. Gewürze zu einer Marinade verrühren und die Hähnchenteile damit bestreichen. Über Nacht zugedeckt in einem Bräter oder in einer Auflaufform im Kühlschrank ziehen lassen.
2. Im Backofen, mittlere Schiene bei 180 Grad ca. 40 Minuten garen. Nach der Hälfte der Garzeit noch einmal mit der Marinade bestreichen.

Varianten:

1. Putenbruststücke, gewürfelt und mariniert. Zubereitung wie oben.
2. Hähnchenstücke im Backofen grillen oder auf dem Holzkohlengrill.
3. Das Hähnchen ganz lassen, mit der Marinade bepinseln und über Nacht ziehen lassen. Im Bräter im Backofen schmoren lassen.
4. Mit Hühnerbrust schmeckt´s auch.

219. Scharfes Zitronenhähnchen

1 Hähnchen, in 6 Teile zerlegt
250 g Zwiebeln
250 g Fenchel
250 g Kirschtomaten
1 Zitrone, ausgepresst
1 TL Meersalz
½ EL Sambal Oelek
½ Hand voll Kräuter nach Geschmack (Salbei oder Thymian oder Oregano)
2 ½ EL Olivenöl

1. ½ TL Meersalz in dem Zitronensaft auflösen, mit Sambal Oelek und Olivenöl verrühren und die Hähnchenteile darin 2-3 Stunden im Kühlschrank marinieren.
2. Inzwischen die Zwiebeln häuten, in Längsstreifen schneiden, den geputzten Fenchel ebenso, die Kirschtomaten auf- aber nicht durchschneiden.
3. Den Backofen auf 225 Grad Umluft vorheizen.
4. Ein tiefes Blech oder eine große flache Auflaufform einfetten, mit dem Gemüse auslegen, salzen, die Kräuter darauf verteilen und die Hähnchenteile mit der Haut nach oben darauf legen. Die restliche Marinade darüber gießen.
5. Das Ganze 40 Minuten im Backofen garen.

Dazu schmecken Baguette oder Ciabatta.

220. Asiatische Hühnersuppe

1 Suppenhuhn, küchenfertig
250 g Möhren
1 Bund Frühlingszwiebeln
200 g Basmatireis
1 Zwiebel
1 Knoblauchzehe
2 Gewürznelken
½ TL Kurkuma
1 TL Meersalz
1 TL Chiliflocken
2 Lorbeerblätter
Currypulver
Sojasauce
Pfeffer, aus der Mühle
Muskat, frisch gerieben

1. 1 Möhre längs halbieren, ungeschälte Ingwerknolle in Scheiben schneiden, Zwiebel vierteln, Knoblauch grob hacken. Zusammen mit Gewürznelken, Salz, Kurkuma, Chiliflocken und den Lorbeerblättern und natürlich dem Huhn in einen großen Topf mit 2 Liter Wasser geben. 2 Stunden mit geschlossenem Deckel sanft vor sich hin köcheln lassen.
2. Inzwischen die restlichen Möhren und die Frühlingszwiebeln in schräge Stücke schneiden. Den Reis nach Vorschrift garen.
3. Nach dem Ende der Garzeit das Huhn aus der Brühe nehmen, die Brühe absieben und, falls gewünscht, das Fleisch von den Knochen lösen und der Brühe wieder zufügen. Das Gemüse hinzugeben und nochmals 20 Minuten köcheln lassen. Den gekochten Reis dazu geben und mit Curry, Sojasauce, Pfeffer und Muskatnuss abschmecken.

221. Festliche Weihnachtspute á l´orange

1 Pute (ca. 5 kg)
2 Orangen, unbehandelt
40 g Butter (Margarine)
1 Msp. Safran
Meersalz, Pfeffer, Cayennepfeffer
500 ml Gemüsebrühe
3 EL Marsala
2 EL Aprikosenmarmelade
2 EL Kartoffelstärke

1. Butter zerlassen und den Safran unterrühren. Die Orangenschale dünn abreiben. Eine Orange in dünne Scheiben schneiden.
2. Pute waschen, trockentupfen und innen und außen mit Salz und Pfeffer einreiben. Innen auch mit der abgeriebenen Orangenschale. Die Orangenscheiben durch die Safranbutter ziehen, salzen und pfeffern und unter die Haut schieben. Die restliche Orange vierteln und in die Pute geben. Die Pute mit Holzspießchen zustecken. Flügel und Keulen zusammenbinden. Die Pute in die Fettfangschale des Backofens legen. Mit der restlichen Safranbutter bepinseln. Locker mit Alufolie abdecken.
3. Die Pute auf der untersten Schiene bei 180 Grad ca. 3 – 3 ½ Stunden backen. Nach und nach Gemüsebrühe angießen und die Pute regelmäßig mit dem Bratensud beschöpfen. Nach der Hälfte der Garzeit die Alufolie entfernen
4. Pute im ausgeschalteten Backofen warm stellen. Bratensud durch ein Sieb in einen Topf gießen, Marsala und Marmelade zugeben, kurz aufkochen, binden und abschmecken.

Dazu schmecken Rotkohl, Rosenkohl und Kartoffelklöße.

Und was gibt's zum Nachtisch?

222. Ananasjoghurt

¼ frische Ananas
150 g Schafsjoghurt, 3,5% Fett
3 Blättchen Zitronenmelisse
1 EL Honig

1. Die Ananas gründlich schälen. Mit einem spitzen Messer braune Stellen entfernen und das Fruchtfleisch klein schneiden.
2. Den Joghurt mit einem Schneebesen cremig rühren, mit dem Honig süßen und mit den Ananasstückchen vermengen. Die Joghurtcreme mit den Melissenblättchen garnieren.

223. Frischer Melonensalat

1 Wassermelone
1 Honigmelone
12 Feigen
8 EL Weinbrand
2 EL Rohrohrzucker

1. Die Feigen in Zucker und Weinbrand einlegen und 2 Stunden marinieren. Die Melonen in viele dünne Stücke schneiden, entkernen und die Schale abschneiden.
2. Die Stücke nun abwechselnd übereinander um den Rand einer runden Platte anrichten, so dass sich ein Kranz ergibt. In der Mitte werden die Feigen aufgehäuft.

Als Beigabe eignet sich heiße Vanillesauce.

224. Fruchtsorbet

500g Obst (nach Wunsch z.B. Himbeeren, rote Johannisbeeren, Mango oder Erdbeeren)
150 ml Wasser
160 g Rohrohrzucker
Zitronenschale von ½ ungespritzten Zitrone

1. Wasser, Zucker und Zitronenschale in einen kleinen Topf geben, zum Kochen bringen und bei starker Hitze etwa 5 Minuten zu Sirup einkochen lassen (ohne Deckel). Die Zitronenschale entfernen und den Sirup erkalten lassen.
2. Himbeeren verlesen, nicht waschen. Erdbeeren waschen, gut abtropfen lassen und von den Rispen streifen. Mangos schälen, halbieren, das Fruchtfleisch von den Steinen schneiden, in Würfel schneiden und mit dem Pürierstab pürieren. Das Obst mit der Hälfte des Sirups verquirlen (nach Belieben durch ein Sieb streichen, um die Körnchen zu entfernen), und den restlichen Sirup unterrühren. Die Masse in eine gefrierfeste Schüssel geben und 1 Stunde gefrieren lassen. Mehrmals zwischendurch umrühren, sodass eine cremige Masse entsteht.
   Das Sorbet in einen Spritzbeutel mit großer Sterntülle füllen und in 4 Portionsschälchen füllen.

225. Creme Catalana (die süße Sünde für besondere Anlässe)

Für 4 Personen

400 ml Schafs-Milch
1 Vanilleschote
2 Eier und 4 Eigelb
140 g Rohrohrzucker
40 g Rohrohrzucker

1. Milch in einen Topf gießen. Vanilleschote längs aufschneiden, Mark herauskratzen. Orange heiß waschen und die Schale dünn abschälen. Vanilleschote, -mark und Orangeschale in die Milch geben und aufkochen. Topf vom Herd nehmen.
2. Eier, Eigelb und die 140 g Zucker in einer Metallschüssel hell cremig aufschlagen.
3. Vanilleschote und Orangenschale aus der Milch entfernen. Milch in einem dünnen Strahl unter die Eigelbcreme rühren. Über einem heißen Wasserbad mit dem Schneebesen solange schlagen, bis eine dickliche Creme entsteht.
4. In Schälchen füllen und über Nacht in den Kühlschrank stellen.
5. Die Creme vor dem Servieren mit dem restlichen Zucker (40 g) bestreuen und mit einem Gasbrenner oder unter dem Grill des Ofens zur Zuckerkruste karamellisieren.

226. Die Königin der Nachspeisen: Die Zabaione

Für 4 Personen

Die Zabaione ist eine italienische Erfindung und ein Traum aus Eigelb und Marsala. Die Kunst der Zubereitung besteht darin, dass die kräftig gerührte Zabaione nicht heißer als 60°C wird, weil sonst das Eigelb gerinnen würde.

3 Eigelbe
50 ml Marsalawein
50 g Rohrohrzucker

1. Eigelbe und Zucker werden mit dem Schneebesen oder Handrührgerät im Wasserbad cremig gerührt. Während dieses Wasserbad auf kleiner Flamme langsam erhitzt wird, gibt man nach und nach unter fleißigem Rühren den Marsalawein dazu und rührt solange weiter, bis eine sehr cremige Masse entstanden ist. Das ist nach etwa 5 Minuten der Fall.
2. Statt Marsala kann man auch Portwein, Sherry, Madeira oder einen nicht zu herben Weißwein verwenden. Man kann auch dem Grundrezept einige Spritzer Zitronensaft zufügen.

Eine Zabaione muss sofort gegessen werden, weil sie eine recht luftige Angelegenheit ist, die schnell wieder in sich zusammenfällt.

227. Apfel – Traum

1 Bisquitboden aus Dinkelmehl (rechteckig)
Apfelmus von 600 g Äpfeln
Calvados
300 g Schafsjoghurt
Rohrohrzucker

1. Aus den Äpfeln Apfelmus kochen. (Alternativ: 1 Glas Apfelmus)
2. Eine rechteckige Auflaufform mit dem Bisquitboden auslegen. Mit dem Calvados großzügig beträufeln, Apfelmus darauf verteilen.
3. Zuletzt den cremig gerührten Joghurt gleichmäßig darauf verstreichen.
4. Im Kühlschrank mindestes 2 Stunden durchziehen lassen.
5. Vor dem Servieren dicht mit Rohrohrzucker bestreuen.

228. Mandelreis mit Beerensuppe

¼ L Schafs-Milch
60 g Milchreis
500 g gemischte Beeren (TK), aufgetaut
¼ L Rotwein
4 Tropfen Backöl Bittermandel
2 Tropfen Backöl Zitrone
1 EL Rohrohrzucker
1 EL Butter (Margarine)
1 Msp. Bourbonvanille
3 EL Rohrohrzucker
1 TL Kartoffel-Speisestärke

1. Die Milch mit dem Backöl und dem Zucker bei starker Hitze zum Kochen bringen. Den gewaschenen Reis hineingeben und bei schwacher Hitze etwa 30 Minuten ausquellen lassen, so dass er noch körnig bleibt. Vier Eierbecher von innen ausbuttern und den heißen Reis hineindrücken. Nach dem Erkalten auf je einen Teller einen „Reisberg" stürzen.
2. Die aufgetauten Beeren mit dem Saft in einem Topf zum Kochen bringen. Den Wein mit der Speisestärke, Bourbonvanille und dem Zucker vermischen und in die kochende Beerenmischung rühren. 1 Minute kochen lassen und dann über die „Reisberge" gießen.

229. Rote Grütze

250 g schwarze Johannisbeeren
250 g rote Johannisbeeren
300 g Himbeeren
250 g Rhabarber
200 g Rohrohrzucker
3 EL Kartoffel-Speisestärke

1. Johannisbeeren waschen, abtropfen lassen und die Beeren von den Rispen streifen. Rhabarber waschen, putzen und in kleine Stücke schneiden. Alles in einen Topf geben, Zucker zufügen und 1 L Wasser zufügen. Aufkochen und bei kleiner Hitze köcheln lassen, bis der Rhabarber weich ist.
2. Beeren und Rhabarber durch ein Sieb streichen. Den Saft zum Kochen bringen. 4 EL Wasser mit der Speisestärke verquirlen und unter Rühren zufügen und 2 Minuten köcheln lassen. Grütze vom Herd nehmen und in eine Schüssel füllen. Die gewaschenen und verlesenen Himbeeren untermischen, abkühlen lassen und mindestens 2 Stunden kalt stellen.

Mit gerösteten Mandelblättchen garniert servieren.

230. Crème Caramel

½ L Schafs-Milch
4 Eier
1 Vanilleschote
150 g Rohrohrzucker, hell

4 kleine Souffléförmchen

1. Die Hälfte des Zuckers in eine Pfanne geben und vorsichtig zu hellbraunem Karamell schmelzen. Mit 3-4 EL Wasser ablöschen, Karamell darin auflösen, in die Förmchen gießen und mit sie mit dem heißen Karamell ausschwenken. Erkalten lassen.
2. Die Vanilleschote halbieren, das Mark auskratzen. Vanillemark, Vanilleschote und den restlichen Zucker in die Milch geben, 15 Minuten bei schwacher Hitze ziehen lassen.
3. Backofen auf 170 Grad vorheizen. Vanilleschote aus der Milch herausnehmen. Eier in einer Schüssel verquirlen, die Milch langsam unter Rühren in die Eier rühren. Eiermilch in die Förmchen gießen und diese in eine große, ofenfeste Form stellen. Bis zur halben Höhe der Förmchen Wasser angießen und in den Ofen stellen. Ca. 40 Minuten im Wasserbad im Ofen garen.
4. Die Förmchen aus dem Wasserbad nehmen, auskühlen lassen und ca. 2 Stunden im Kühlschrank kalt stellen. Zum Servieren die Förmchen in heißes Wasser tauchen und auf Dessertteller stürzen.

231. Frische Ananas im Teigmäntelchen

1 reife Ananas
3 Eier
250 g Dinkelmehl
½ P. Backpulver
¼ L lauwarmes Wasser
1 Prise Meersalz
1 Prise Muskatnuss, frisch geriebene
Palmöl zum Frittieren
2 EL Puderzucker

1. Die Ananas schälen und in 1cm dicke Scheiben schneiden. Den harten Kern in der Mitte kreisrund herausschneiden.
2. Aus Mehl, Backpulver, Eiern, Wasser, Salz und Muskatnuss einen glatten, dickflüssigen Teig herstellen.
3. Das Palmöl in einer Friteuse auf 175 Grad erhitzen. Die Ananasscheiben in den Teig tauchen und portionsweise in dem heißen Fett goldbraun frittieren. Kurz auf Küchenpapier abtropfen lassen und warm stellen, bis alle Scheiben frittiert sind.
4. Die fertigen, heißen Scheiben auf einer Platte anrichten und mit Puderzucker bestäubt servieren.

232. Bananenkrapfen mit Mango

FÜR DIE KRAPFEN:
2 vollreife Bananen
250 g Dinkelmehl, hell
1 EL Backpulver
100 ml lauwarmes Wasser
2 EL Rohrohrzucker
1 Prise Meersalz
1 TL Zimt
1 Prise Muskatnuss, gerieben
Palmöl zum Backen

FÜR DEN FRUCHTSALAT:
1 reife Mango
1 reife Papaya
3 EL Rohrohrzucker
1 Limette, Saft von

1. Mango schälen. Das Fruchtfleisch vom Kern abschneiden und würfeln. Papaya schälen, halbieren, entkernen und in Streifen schneiden. Das Obst in einer Schüssel mit Zucker und Limettensaft mischen und kalt stellen.
2. Bananen schälen. Mit einer Gabel in einer Schüssel zerdrücken und mit Mehl, Backpulver, Zucker, Salz, Zimt und Muskatnuss und Wasser zu einem glatten Teig verarbeiten.
3. Eine tiefe Pfanne ca. 3 cm hoch mit Öl füllen. Das Öl erhitzen. Mit einem Teelöffel Krapfen abstechen und in ca. 5 Minuten knusprig braun ausbacken. Auf Küchenpapier abtropfen lassen.
4. Mit dem Fruchtsalat zusammen servieren.

Bibliographie

Sulzberger, Margit und Hutter, Sonja – Kochen für hyperaktive Kinder, AT-Verlag

Flade, Sigrid, Dr. med – Seelische Störungen natürlich behandeln, GU-Verlag

Moll, Ralf und Schain-Emmerich, Ute – Allergiekost für Mutter und Kind, Econ und List-Verlag

Calatin, Dr. Anne – Ernährung und Psyche, Stiftung Ökologie und Landbau, C.F.Müller-Verlag

Calatin, Dr. Anne – Allergien bei Kindern – Behandlung, Psyche und Ernährung , Heyne-Verlag

Mommsen, Prof. Dr. med. H. – Gesunde Kinder durch lebendige Vollwertkost, Bircher-Benner-Verlag

Danner, Helma – Biokost für mein Kind, Econ-Verlag

Schulz, Sylvia – Auch ihr Kind wird ruhig – Gesund Kochen für das hyperaktive Kind, Hüthig-Verlag

Keller, Dr. Georg – Hilfe bei AD(H)S, Knaur-Verlag

Rosival, Dr. rer. nat. Vera – Hyperaktivität natürlich behandeln, GU-Verlag

Grimm, Hans-Ulrich, Sabersky, Annette – Mund auf, Augen zu, Droemer-Verlag

Mann, Gerhild – Neurodermitis – was koche ich für mein Kind?, Pala-Verlag

Will, Reinhold D. – Bioresonanztherapie: Mit körper- und substanzeigenen Schwingungen heilen, Jopp-Oesch-Verlag

Rummel, Gerhard L. -Bioresonanz – Therapie mit Zukunft

Schumacher, Peter – Biophysikalische Therapie der Allergien: Erweiterte Bioresonanztherapie, Sonntag-Verlag

Sommer, Sven – Homöopathie für Kinder, GU-Verlag

Enders, Norbert – Enders Homöopathie für Kinder, Haug-Verlag

Roy, Ravi und Roy, Carola – Kinder mit Homöopathie behandeln, Droemer Knaur-Verlag

Ullman, Dana – Homöopathie für Kinder, Ullstein TB

Rezeptverzeichnis

Gemüse – und vegetarische Gerichte 99

Nudelsaucen 108

Nudelgerichte 115

Fleisch und Geflügel 170

Und was gibt's zum Nachtisch? 198

Anhang

Mandelmilch

100 g Mandeln, fein gemahlen
200 ml Wasser
feines Baumwolltuch

1. Mandelmehl mit dem Wasser ca. 2 Stunden in den Kühlschrank stellen und quellen lassen. Ab und zu umrühren.
2. Die Masse durch ein feines Baumwolltuch sieben.

Kokosmilch

100 g Kokosflocken
500 ml Wasser
feines Baumwolltuch

1. Kokosflocken in dem Wasser 3-4 Stunden quellen lassen.
2. Anschließend die Masse unter Rühren zum Kochen bringen, vom Herd nehmen und auskühlen lassen. Die Kokosmilch durch das Baumwolltuch sieben.

Sesammilch (sehr reich an Calcium)

Herstellung wie Mandelmilch aus 100 g Sesam und 200 ml Wasser.

Notizen

Notizen